Ursula Büchler | Klaus Jürgen Becker

**Freude am Durchblick**

Ursula Büchler | Klaus Jürgen Becker

# Freude am Durchblick

Besser sehen lernen:
Eine systemische Sehtherapie

Kösel

## *Anmerkung*

Auch wenn dieses Buch von zwei Autoren, Ursula Büchler (Hauptautorin) und Klaus Jürgen Becker (Mitautor), geschrieben wurde, beschreibt es ausschließlich die Sehtherapie nach der Methode von Ursula Büchler. Wenn also nachfolgend im Buch von »ich«, »meiner Sehtherapie« bzw. »meiner Praxiserfahrung« die Rede ist, bezieht sich dies – soweit nicht gegenteilig dargestellt – auf die Sehtherapie und Praxis von Ursula Büchler. Beiträge von Klaus Jürgen Becker sind mit den Buchstaben KJB gekennzeichnet. Die Namen der Patienten in den Praxisbeispielen wurden verändert, um den Schutz der Privatsphäre zu wahren.

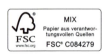

Verlagsgruppe Random House FSC-DEU-0100
Das für dieses Buch verwendete FSC®-zertifizierte Papier *Galaxi Bulk*
liefert Sappi, Alfeld.

Copyright © 2011 Kösel-Verlag, München,
in der Verlagsgruppe Random House GmbH
Umschlag: Elisabeth Petersen, München
Umschlagmotiv: fotolia/sabri deniz kizil
Druck und Bindung: Polygraf Print, Presov
Printed in Slovak Republic
ISBN 978-3-466-30914-6

Weitere Informationen zu diesem Buch und unserem gesamten
lieferbaren Programm finden Sie unter
www.koesel.de

# Inhalt

**7 Einführung**
7 Vorwort
8 Ursula Büchler: Mein spannender Weg zur Sehtherapeutin
21 Klaus Jürgen Becker: Mein eigener Weg zur »Freude am Durchblick«

**29 Der Weg der Freude**
29 Was ist Freude eigentlich?
32 Unsere Filter: Wie Beobachter und Beobachtung zusammenhängen
35 Eine kleine Psychologie des Durchblicks – vom Wegschauen zum Hinsehen
37 Arbeit, Kampf, Liebe

**39 Die systemische Sehtherapie**
39 Wie bei den Ahnen so bei den späteren Generationen
41 Gene als Erbinformation
44 Wie wirken sich genetische Blockaden oder Defekte auf spätere Generationen aus?
45 Systemische Therapie
47 Systemische Prinzipien in der Sehtherapie
54 Wie sich genetische Belastungen auflösen
55 Besonderheiten meiner systemischen Sehtherapie im Vergleich zu Familienaufstellungen
56 Die Heilkraft von Vergebung und Mitgefühl für unsere Ahnen
60 Die Bedeutung der buddhistischen Philosophien für meine Therapieform
62 Unsere Sehfähigkeit ist keine feste Größe
68 Sonne- oder Mondtyp – zwei unterschiedliche Therapieansätze

**73 Die Arbeit mit dem Einzelauge**
73 Vaterauge – Mutterauge
74 Das Führungsauge
78 Der Einsatz einer Augenklappe
80 Wenn jemand sein nicht dominantes Auge komplett ausblendet
82 Die Programme der Großeltern in unseren Augen
84 Aktivierung des Führungsauges im Beispiel Wassili
88 Aktivierung des Führungsauges im Beispiel Elsbeth
91 Unterschiedliche Elternprogramme erzeugen innere Blockaden
92 Selbstsabotage-Programme lösen

## 95 Ein Exkurs über das Sehen
- 95 Warum können wir sehen?
- 99 Die Cornea (Hornhaut) – Landschaftsformen unserer Seele
- 107 Die Iris – offener Einblick in unsere Wesensmerkmale
- 109 Die Pupillengröße – welche Lichtmenge gerät in welches Auge?
- 113 Der Augendruck – wie reagieren wir auf Lebenseindrücke?
- 117 Der Tränenfilm – lassen wir unsere Gefühle frei fließen?
- 118 Die Augenmuskeln – unser eingespieltes Team
- 130 Die Sehnerven – so entsteht ein Bildeindruck im Gehirn
- 131 Mentales und emotionales Sehen

## 139 Psychosomatische und systemische Hintergründe von Sehstörungen
- 139 Fernsicht und Nahsicht im Spiegel von Verstand und Gefühl
- 140 Kurzsichtigkeit: Ich zieh mich in mich selbst zurück – verliebt ins Detail
- 145 Weitsichtigkeit: Distanz wahren – die weite Sicht der Welt
- 149 Astigmatismus: Visionäre, Sammler und Strukturlose
- 154 Grauer Star – getrübte Sicht
- 162 Makuladegeneration

## 167 Das Grundgerüst meiner systemisch integrativen Sehtherapie

## 169 Die richtige Brille oder Kontaktlinse
- 171 Die Therapiebrille

## 179 Bodybuilding für das Augen-Team
- 180 Ich will – ich kann – ich werde

## 185 Sehtherapie in der Praxis
- 185 Einige gute Gründe für ein Sehtraining
- 186 Ihre persönlichen Sehübungen für mehr Durchblick im Leben
- 206 Gute Ernährung für gutes Sehen

- 208 Literaturhinweise
- 208 Bildnachweis

# Einführung

## Vorwort

Kennen Sie das: Sie suchen Antworten auf Fragen? Sie stellen Dinge infrage, immer und immer wieder? Es vergehen vielleicht Jahre oder gar Jahrzehnte, bis Sie Antworten finden – und dann erscheint Ihnen das wie ein »Zufall«: Ganz unerwartet fallen Ihnen diese Antworten zu. Und Sie erkennen: Das ist der Schlüssel zu den Fragen, nach denen Sie so lange gesucht haben.

So ist es mir mit meinen Erkenntnissen zu meiner »systemisch integrativen Sehtherapie« und zu diesem Buch ergangen.

Seit Langem beobachte ich, wie psychische Belastungen oder körperliche Beschwerden sich im Auge zeigen und Einfluss auf die Sehleistung haben. Eine optische Korrektur gleicht einer Symptombehandlung, wie wir sie vielfach in der klassischen Schulmedizin wiederfinden. Die Sehleistung wird wieder hergestellt, aber es wird weder nach den Ursachen gefragt noch wird der Mensch in seiner Ganzheitlichkeit wahrgenommen. Werden fernöstliche Heilmethoden wie Akupunktur und Homöopathie inzwischen von vielen Ärzten aktiv praktiziert, so fehlt dieser Ansatz häufig in der klassischen Sehkraftbestimmung, der Optometrie.

Das Wissen um diese Ganzheitlichkeit und meine persönliche Entwicklung haben mir die Möglichkeit gegeben, mein Wissen um die klassische Optometrie zu erweitern und meine eigene Therapieform zu entwickeln, die ich inzwischen mit viel Erfolg bei meinen Klienten anwende. Meine positiven Erfahrungen möchte ich in diesem Buch weitergeben und alle Interessierten dazu motivieren, diesen Weg mitzugehen.

Wissenschaftliche Darstellungen habe ich, soweit möglich, auf einfache Erklärungsmodelle reduziert, um komplexe Sachverhalte möglichst praxisorientiert zu erläutern und den Leser auf unkomplizierte Weise in den Genuss meiner spannenden Erkenntnisse und Praxisberichte kommen zu lassen.

Ich wünsche Ihnen viel Freude beim Lesen.

*Ursula Büchler*
München, im August 2011

# Ursula Büchler: Mein spannender Weg zur Sehtherapeutin

Besser ein Licht anzünden, als sich über Dunkelheit zu beklagen.

Die Entwicklung meiner »systemisch integrativen Sehtherapie« begann offiziell mit meiner Ausbildung zur Augenoptikerin im Jahre 1965. Aber eigentlich ist sie die Geschichte meines Lebens.

Ich wurde 1949 geboren. Meine Familie stammt aus Breslau/Schlesien, sie wurde jedoch gegen Kriegsende aus der Heimat verschlagen. Was meine Mutter auf der Flucht erlebte, muss dramatisch gewesen sein, während mein Vater die Kriegszeit als Bodenpersonal einer Fliegereinheit ohne einschneidende Erlebnisse verbrachte.

Wir waren vier Kinder zu Hause und wir hatten alle ähnliche Sehprobleme. Ich hatte einen Höhen- und Seitenschielfehler und war zudem noch weit- und winkelfehlsichtig. Ohne spezielle prismatische Brille sah ich alles doppelt, mit entsprechender Brille konnte ich jedoch alles gut erkennen.

Nach Abschluss der mittleren Reife begann ich meine Ausbildung zur Augenoptikerin. Danach führte mich mein starker Wissensdrang in die Fachakademie für Augenoptik nach München, wo ich nach fünfsemestrigem Studium meinen Abschluss als Optometristin und Augenoptikermeisterin machte. Ich wusste damals noch nicht, welch nachhaltige Weichenstellung das Schicksal damals für mich geschaffen hatte.

In meinem Beruf hatte ich gelernt, Brillengläser zu schleifen, sie einzupassen, Brillen zu verkaufen und sie anzupassen. Auch wenn es sich hierbei um ein Handwerk handelt, interessierte mich schon in frühen Jahren der Mensch, der hinter der Brille steckt. Es dauerte nicht lange, da eröffnete ich mein eigenes Geschäft. Ich hatte dabei das Ziel, meine Kunden so umfassend wie möglich zu beraten.

Ich machte eine Ausbildung zur Farbberaterin nach Prof. Johannes Itten und lernte, dass es Frühlings-, Sommer-, Herbst- und Wintertypen gibt. Im Zuge dessen begann ich meine eigenen, typgerechten Brillen zu entwerfen. Wenn ein Kunde in »Fehlfarben« mein Geschäft betrat (zum Beispiel ein eher kühler Wintertyp kleidete sich in warmen Herbstfarben), fiel mir auf, dass dahinter oftmals – unabhängig von Modetrends – ein psychisches Problem stand. Einige meiner Kunden öffneten sich mir gegenüber im Gespräch und so bekam ich einen noch stärkeren Zugang zur Psyche und den Bedürfnissen meiner Kunden.

Es waren meine Kunden, die mich dazu veranlassten, mich immer tiefer mit den psychischen Hintergründen hinter der Erscheinung zu beschäftigen. Jeder, der zu mir kam, war eine neue Herausforderung. Seine Stimmungen, meine Stimmungen – nichts war immer gleich. Manche meiner Kunden begleitete ich jahrelang. Dabei entdeckte ich auch ihre persönlichen Veränderungen.

Immer mehr fiel mir auf, dass sich die Sehstärke\* eines Kunden stark veränderte, nachdem er Veränderungen in seiner Lebenssituation erfahren hatte, und zwar positiv wie negativ.

Ein Klient beispielsweise, der sich früher in »Fehlfarben« kleidete, kam auf einmal in den »richtigen« Farben in mein Geschäft. Seine Lebenssituation hatte sich verbessert. Das Überraschende war dann bei der Augenprüfung, dass sich seine Sehleistung ebenfalls verändert hatte. Die Kurzsichtigkeit war zurückgegangen, der Astigmatismus (Hornhautverkrümmung) hatte sich verändert und die Winkelfehlsichtigkeit hatte sich verbessert.

Trauerfälle können die Sehleistung enorm beeinträchtigen. Eines Tages kam eine Kundin in mein Geschäft. Von ihr ging eine starke Traurigkeit und Kraftlosigkeit aus. Unter Tränen erzählte sie mir, dass ihr Mann vor zwei Monaten gestorben war. Ich hatte ihr vor einiger Zeit eine Brille angepasst, die plötzlich nicht mehr passte. In der Augenprüfung stellte ich fest, dass sie für die Ferne eine wesentlich stärkere Brille brauchte. Hier hatte die Trauer die Spannkraft aus der Linse genommen. Zudem konnte sie nicht mehr richtig lesen. In der Augenprüfung entdeckte ich eine starke Winkelfehlsichtigkeit für die Nähe. Um im Nahbereich etwas lesen zu können, müssen beide Augen sich aufeinander zubewegen und sich auf denselben Textteil konzentrieren. Durch die Trauer über den Tod ihres Mannes kam eine Emotion so dicht an die Kundin heran, dass ihre Augenmuskeln nicht mehr in der Lage waren, den normalen Spannungstonus zu halten. Wie die Frau selber waren die Augenmuskeln, ihre Sehkraft, in sich selbst zusammengefallen.

Manchmal ist die Beeinträchtigung der Sehleistung vorübergehend. Zu meinen Kunden gehörte ein Jurastudent mit einer leichten Kurzsichtigkeit. Eines Tages kam er in mein Geschäft und bat um eine Augenprüfung. Nach seiner Auf-

---

\* Die Sehstärke entspricht der Dioptrienzahl des Brillenglases und sagt nichts aus über die Sehleistung eines Auges.

fassung hatte sich sein Sehvermögen drastisch verschlechtert. Bei der Augenprüfung stellte sich heraus, dass tatsächlich seine Kurzsichtigkeit sprunghaft zugenommen hatte. Zudem zeigte sich ein bisher nicht vorhandener Abbildungsfehler (Astigmatismus). Da die Veränderung auffällig war, fragte ich ihn, ob er derzeit unter besonderem Stress stehen würde.

Der Jurastudent bekundete, dass er kurz vor seinem Staatsexamen stehe und extrem viel lesen und lernen müsse. Mir wurde klar, dass sich seine gesamte Wahrnehmung auf die juristischen Texte richtete und dabei seine Gefühle ausgeschaltet wurden. Dieses extreme »sich auf den Punkt konzentrieren« hatte zu einer Verhärtung in der Linse, einer Verkrampfung der Augenmuskeln, dieses »in die Paragrafen eindringen« zu einer verstärkten Kurzsichtigkeit geführt.

In dem Fall musste ich eine Brille für seine akute Situation ausmessen. Ich gab meinem Kunden jedoch die Auflage, nach Beendigung seines Examens die Augen neu testen zu lassen.

Ich traf ihn einige Zeit später zufällig auf der Straße wieder. Er erzählte mir, dass er sein Examen bestanden hätte und nun wieder seine alte Brille tragen würde.

Von meinen Kunden lernte ich, bei einer plötzlichen Veränderung der Sehleistung nach den Hintergründen zu fragen. Die Beispiele zeigen, dass es sowohl mentale wie auch emotionale Auslöser für Augenprobleme gibt.

Ich war damals fasziniert von meinen Erkenntnissen. Solche Fälle waren für mich die Triebfeder, um weiterzuforschen, ob es auch bei anderen Menschen ähnliche Zusammenhänge gibt.

Meine Erfahrungen mit den Lebensveränderungen meiner Kunden ließen in mir im Laufe der nächsten Jahre einen Umkehrschluss reifen. Ich sagte mir: »Möglicherweise kann ich die Lebenssituation und Geisteshaltung eines Menschen beeinflussen, indem ich seine Brillenstärke verändere.« Mir war klar, dass die Lösung nicht darin liegen konnte, einem Kunden einfach nur eine unterkorrigierte Brille zu verordnen. Ich war auf der Suche nach einer Systematik, einer dahinterstehenden Ordnung. Das Spannendste dabei waren die Geschichten, die die Augen meiner Kunden erzählten.

Ich habe inzwischen viele tausend Augenprüfungen gemacht und fand immer wieder bestätigt, dass die Veränderungen von Brillenglasstärken in einem direkten Bezug zu den Veränderungen des Menschen selbst standen. Instinktiv spürte ich, dass bei all meinem Tun noch etwas Entscheidendes fehlte. Die Zeit war reif geworden, mich näher mit den Möglichkeiten der Sehtherapie zu beschäftigen.

Zwar ahnte ich bereits psychologische Zusammenhänge von Sehschwächen. Jedoch fand ich damals noch keinen Sehlehrer, der sich dieser Thematik angenommen hatte. So führte mich mein Weg zur Sehtherapeutin erst einmal zum klassischen Sehtraining.

Eines Tages fiel mir das Buch *Natürlich besser sehen* von Janet Goodrich in die Hände. Janet Goodrich hatte sich über 25 Jahre lang mit dem Thema »Augen« beschäftigt und daraus ihre »Natürlich-besser-sehen-Methode« entwickelt. Für sie war es wichtig, im Rahmen von »Sehspielen« das Sehen auf eine spielerische Art zu verbessern. Hierzu zählten Augenübungen, Atemmethoden, Bewegung, Gesang und Selbstannahme. Außerdem brachte sie Erkenntnisse aus der modernen Gehirnforschung und der Kinesiologie in ihre Arbeit ein.

Spontan meldete ich mich für einen Ausbildungslehrgang bei Janet Goodrich an, der im Frühjahr 2000 in Australien stattfinden sollte. Ich freute mich sehr darauf, etwas Neues dazuzulernen. Aber es sollte ganz anders kommen: Leider verstarb Janet Goodrich am 17. Juni 1999 in Crystal Waters, Australien.

Also suchte ich weiter nach jemandem, der mir die Antworten auf meine Fragen geben konnte. In meinen Recherchen stieß ich eines Tages auf Jacob Liberman, einen amerikanischen Augenarzt und Philosophen. Ich war froh, jemand gefunden zu haben, der nicht nur Sehtraining anbot, sondern einen qualifizierten optometrischen Hintergrund hatte. Jacob Liberman praktizierte als Augenarzt und Therapeut für Menschen mit Lernschwächen. In seinem Institut in Aspen/Colorado hatte er mehr als 15 000 Patienten behandelt. Sein Spezialgebiet ist die Erforschung der Wirkung von Licht und Farbe über die Augen auf die menschliche Psyche (»Foto-Licht-Therapie«). Er entwickelte für seine Therapie einen Projektor, der einfarbiges Licht in 20 verschiedenen Farben, von Rot bis Violett, aussendet und allein über die Wirkung des farbigen Lichtes eine Veränderung der psychischen Befindlichkeit des Menschen bewirkt.

Im Herbst 1999 besuchte ich bei ihm ein Seminar in München. Liberman berichtete, was Licht in uns Menschen bewirkt und wie wichtig es für uns ist. Dann schaltete er seinen Lichtprojektor an. Während ich mit vielen anderen Menschen in einem verdunkelten Raum saß und ohne Brille in seinen Lichtprojektor schaute, sah ich aufgrund meiner Winkelfehlsichtigkeit wie gewohnt statt einen roten Farbpunkt zuerst zwei rote Farbpunkte. Während ich weiter in den Projektor schaute und die Farben wechselten, vergaß ich den Raum um mich herum.

Plötzlich fiel mir auf, dass meine Doppelbilder verschwunden waren. Ich sah vor mir nur noch einen einzigen Farbfleck. Der Farbwechsel schritt voran und ich sah weiterhin nur einen einzigen Farbfleck, orange, gelb usw., so als hätte ich nie eine Winkelfehlsichtigkeit gehabt.

Ich war erstaunt und versuchte jetzt durch meine Augenstellung so wie früher aus einem Punkt zwei zu machen und so meine mir bekannten Doppelbilder zu erzeugen. Aber es gelang mir nicht mehr, aus einem Objekt zwei zu produzieren. Ich konnte nur einen einzigen Farbfleck erkennen. Das heißt, meine beiden Augen schauten auf einmal auf exakt dieselbe Stelle, so wie es einem intakten Augensehen entspricht.

Ich war fasziniert. Ein wahres Glücksgefühl stieg in mir auf. Was für ein Unterschied! Ich wusste in diesem Moment, dass die Licht- und Farbtherapie ein Baustein in meiner zukünftigen Sehtherapie sein würde. Der Schielfehler kehrte jedoch nach der Übung wieder zurück. Dieses Erleben gab mir die Gewissheit, dass eine Veränderung möglich sein muss. Mir war jedoch klar, dass noch weitere Schritte auf meinem Weg zur Sehtherapeutin notwendig waren.

Im Frühjahr 2000 fragte mich eine gute Freundin, ob ich Interesse hätte, mit ihr nach Nepal zu einem Meditationskurs zu reisen. Ich war bereits 1987 in Nepal gewesen und diese erste Nepalreise hatte mich mit einer tiefen Sehnsucht erfüllt, der ich damals noch keinen Namen geben konnte. Viele Jahre lang hatte ich mich mit dem Gedanken getragen, dorthin wieder zurückzukehren, und so nahm ich dieses Angebot dankend an.

Ich kam in ein Kloster in Kathmandu, wo ich täglich Belehrungen über die buddhistisch-tibetische Philosophie hörte und lernte, über längere Zeiträume zu meditieren. Im Laufe der Tage fühlte ich immer stärker die Verbundenheit aller Wesen. Ich tauchte tief ein in die Erkenntnis von Ursache und Wirkung. Eine Welle von Mitgefühl erfasste mich, die ich vorher in meinem Leben noch nie kennengelernt hatte. In meiner Kindheit war wenig Raum für Mitgefühl gewesen und ich dachte bisher, meine Lebensaufgabe sei es, gemäß den Anforderungen zu »funktionieren«. Mir wurde bewusst, dass es meine Aufgabe sein würde, das hier erfahrene Mitgefühl durch meine Arbeit in die Welt zu tragen.

Während der nächsten Jahre wurde mir bewusst, dass es drei unterschiedliche Ansätze gibt, Sehschwächen und Sehfehler zu behandeln:

» Optiker und Augenärzte. Eine relativ neue Berufsgruppe innerhalb dieser Sparte sind die Funktionaloptometristen. Sie messen Abweichungen der Augen und korrigieren Schielfehler und Winkelfehlsichtigkeiten ggf. mit prismatischen Brillengläsern.

» Sehlehrer, welche Augenübungen, Körperübungen, Yoga etc. mit gesunder Ernährung verbinden.
» Psychologen, die Sehstörungen mit psychischen Belastungen in Zusammenhang bringen und psychotherapeutisch behandeln.

Im Laufe meines Lebens lernte ich alle drei Berufsgruppen kennen. Ich traf auf Sehlehrer mit psychologischem Hintergrund, die hauptsächlich mit Entspannungs- und Sehübungen oder kinesiologisch arbeiteten. Sie hatten viel Erfahrung im Bereich »Sehübungen«, aber keine Möglichkeit, optometrisch zu arbeiten. Das heißt, sie konnten keine Prismen oder andere Brillengläser verordnen. Bei allen drei Ansätzen – für sich genommen – fehlte mir etwas.

Einen Anstoß für meine weitergehende Suche gaben mir meine Kunden. Ich fragte mich immer wieder: Warum sind einige Kunden mit den verordneten Brillengläsern glücklich und zufrieden, während andere mit den bestens ausgemessenen und optimal geschliffenen Brillengläsern nicht zurechtkommen? Dies ist eine Frage, mit der jeder Optiker immer wieder einmal konfrontiert ist. Doch statt die Schuld dem Kunden zuzuschieben, vermutete ich gerade bei unzufriedenen Kunden etwas Verborgenes, was mit einer Veränderung der Brillengläser alleine nicht zu lösen war. So kamen drei Dinge zusammen:

» mein Wissen aus der Optometrie,
» die Erkenntnis, dass mit Optometrie nicht alle Augenprobleme zu lösen sind,
» das sich immer stärker entfaltende Mitgefühl mit meinen Kunden, welches mich anregte, nach tiefergehenden Lösungen zu suchen.

All dies war der Grundstein für die Entwicklung meiner systemisch integrativen Sehtherapie, basierend auf Liebe und Mitgefühl.

Die nächste Tür, die sich mir öffnete, war die Gelegenheit, bei Dr. Roberto Kaplan an einer dreiwöchigen Sehlehrerausbildung in Österreich teilzunehmen. Dr. Roberto Kaplan gilt als einer der führenden Augenexperten in der Welt. Er befasst sich seit rund 30 Jahren mit ganzheitlichen Methoden zur Sehverbesserung. Er verbindet westliche und östliche Ansätze in der Augenheilkunde.

Der beste Weg, etwas an andere weiterzugeben, ist bekanntlich der, es erst einmal an sich selbst zu erfahren. Und so war das Seminar bei Roberto Kaplan nicht nur wissenschaftlich hochinteressant, sondern auch für mich persönlich ein ganz tiefer Selbsterfahrungsprozess.

Ich lernte von Kaplan sehr viel über Sehtraining, Augen- und Körperübungen, Irislesen (Iridologie) und vieles andere mehr. Was mich aber sofort ansprach, war eine Aussage, die Kaplan eigentlich nur in einem Nebensatz erwähnte, nämlich dass es gemäß der tibetischen Medizin ein *Vater-* und ein *Mutterauge* gibt.

Ich wusste sofort: Mit dieser These möchte ich – unabhängig vom Gruppenprozess – tiefer gehend für mich selbst experimentieren. Mich faszinierte diese Idee insbesondere, da ich sehr unterschiedliche Eltern hatte.

In der Mittagspause ging ich mit einem Stuhl unter dem Arm und einer Augenklappe in der Hand in den Park. Ich suchte mir einen schönen Platz an einem kleinen See und setzte die Augenklappe auf mein rechtes Auge. Ich schloss die Augen und dachte mir: Wenn es stimmt, dass das linke Auge dem Auge der Mutter entspricht, müsste ich jetzt wohl alles so wie meine Mutter wahrnehmen.

Vorsichtig öffnete ich mein linkes Auge und schaute mich um, mehr noch, ich *fühlte* mit meinem Auge. Plötzlich zeigte sich der Park beängstigend, alle Farben waren verblasst. Die Leuchtkraft der Blumen war verschwunden und ich mochte mein Auge gar nicht nach vorne ausrichten, um das Ende des Parks zu sehen. Es war trübe, trist, unangenehm, ja geradezu deprimierend. Der vorher fröhliche Sommertag war jetzt ein trauriger, trister Tag. Ich schaute eher ängstlich auf meine Füße. Versuchte ich meinen Blick nach vorne zu richten, kam er sofort wieder zurück. Am liebsten wäre ich in ein Mauseloch gekrochen. Alles um mich herum hatte seine Fröhlichkeit, seine Leichtigkeit verloren.

Ich war erschrocken, geradezu entsetzt! Das also ist die Welt meiner Mutter?! Auf einmal konnte ich ihr Verhalten besser verstehen. Meine Mutter und ich hatten bisher immer Probleme miteinander gehabt. Sie war für mich schwer einzuordnen und ich wahrscheinlich ebenso für sie. Ich hatte mir ein Leben lang ihre Liebe und ihre Anerkennung gewünscht, aber nie bekommen. Mit diesem tristen Weltbild, was sich mir gerade offenbarte, konnte ich verstehen, dass nicht viel Freude in ihr war.

Dann wurde mir bewusst: Meine Emotionen und meine Gefühle waren andere, als wenn ich mit zwei Augen schaute. Noch vor fünf Minuten hatte ich fröhlich mit beiden Augen in den Park geblickt und plötzlich, nur mit dem linken Auge sehend, war die Welt wie verwandelt, nichts war wie zuvor. Vorbei waren die Fröhlichkeit, die Leichtigkeit und die Neugierde. Ich saß da ziemlich deprimiert und eingeschränkt in meiner geistigen und emotionalen Flexibilität.

Ich stellte mir vor, ich nähme meine Mutter an der Hand und wir gingen im Geiste ein paar Schritte in den Park. Wir trafen auf ein paar Johannisbeersträucher, die am Vortag abgeerntet worden waren. Ein paar Beeren hatten sie zurückgelassen. Ich ging mit meiner virtuellen Mutter zu diesen Sträuchern. Ich stand davor und sah keine Beeren an dem Strauch. Es erschien mir alles unklar, durcheinander, leer. Ich sah nur Gestrüpp vor mir. Ich wusste aber, es gab noch Beeren, nur konnte ich sie jetzt nicht mehr sehen. Es lag wohl nicht an meinen Augen oder an meiner Sehleistung. Auf einmal hörte ich in mir eine Stimme, die sagte: »Das ist wieder mal typisch, wenn ich komme, ist nichts mehr da.« Die Stimme meiner Mutter *in mir* sprach zu mir.

Ich ging zu meinem Platz zurück und setzte mich auf meinen Stuhl. Ich brauchte Zeit, mich neu zu sortieren. Etwas Unfassbares war geschehen. War ich meine Mutter? War meine Mutter in mir? Mein Geist konnte das Ganze als Ursula Büchler einordnen und analysieren, aber die Gefühle, Bilder und Emotionen, die hochkamen, waren die meiner Mutter.

Ich blieb noch eine Weile sitzen, fühlte und dachte nach. Das war nicht meine Art, so zu denken, zu fühlen oder zu sprechen, aber doch war es in mir! Ich saß auf meinem Stuhl, fühlte wie meine Mutter. Es stieg langsam ein zartes Verstehen und Mitgefühl in mir auf. Mir war damals aber noch nicht bewusst, welchen noch brachliegenden Schatz an Ressourcen mir meine Mutter für mein Leben mitgegeben hatte.

Ich nahm die Augenklappe, setzte sie auf mein linkes Auge und schloss die Augen. Ich stimmte mich jetzt darauf ein, die Welt mit meinem Vaterauge zu erfahren.

Ich öffnete vorsichtig mein rechtes Auge. Sofort ging mein Blick weit in den Park hinaus. Alle Farben kehrten zurück. Es leuchtete, strahlte und funkelte. Alle Blumen erhielten ihre Strahlkraft zurück. Am liebsten wäre ich aufgesprungen und zum Ende des Parks gelaufen. Alles war fröhlich und heiter.

Ich schaute mich rechts und links um. Derselbe Park, dieselbe Zeit, dieselben Personen. Der einzige Unterschied war: Ich sah nun alles mit meinem Vaterauge. Meine Stimmung war freudig erregt, ja geradezu heiter. Meine Gefühlswelt war eine völlig andere als vorher mit dem Mutterauge.

Ich stand auf und ging mit meinem virtuellen Vater zu demselben Johannisbeerstrauch. Und siehe da: Ich konnte etliche Beeren entdecken, die ich pflücken und essen konnte. Ich hörte die Stimme meines Vaters in mir, die zu mir sagte: »Schau mal, Mädchen, wie schön! Sie haben für uns noch ein paar Beeren drangelassen!«

Wieder kehrte ich zu meinem Platz zurück und versuchte das gerade Erlebte einzuordnen: Wenn ich mit dem rechten Auge schaute, erlebte ich die Welt so, wie ich meinen Vater kannte: voller Lebensfreude, voller Heiterkeit, annehmend und offen. Mit dem linken Auge hatte ich die Welt meiner Mutter erfahren, traurig, ohne Lebensfreude und trist.

Die Wesensarten meiner Eltern lebten in meinem Körper. Die emotionalen Programme meiner Eltern wurden anscheinend über das jeweils in meine Augen einfallende Licht bzw. über mein Gehirn in meinem ganzen Körper aktiviert und lebten in mir weiter. Und ich als eigenständiges Wesen konnte die Gefühle meiner Eltern hervorrufen, erleben und sie mit meinem Bewusstsein analytisch betrachten und wertfrei beobachten.

Auf einmal wurde mir klar, warum ich einen Schielfehler hatte: Meine Augen, repräsentativ für meine Eltern, konnten nicht stressfrei auf ein und denselben Punkt schauen, sondern drifteten auseinander. Das linke Auge zog es nach unten, das rechte Auge wollte nach oben schauen. Mein Schielfehler war also ein Ausdruck der nicht kompatiblen Lebenshaltungen meiner Eltern.

Ich erkannte, dass es keine Lösung war, sich ausschließlich für das Vaterauge zu entscheiden. Mein Mitgefühl forderte mich vielmehr auf, meine Mutter – in mir – von ihrem Leiden zu erlösen. Dies bedeutete für mich, die Programme beider Eltern in mir zur Deckung zu bringen.

Ich wollte die Fröhlichkeit. Ich wollte die Lebensqualität, die mir mein Vater mitgegeben hatte. Ich fühlte mich eher wie mein Vater und war immer schon ein Vaterkind gewesen. Ich sah ihm nicht nur sehr ähnlich – auch mein Verhalten entsprach eher meinem Vater. Ich erkannte, warum die Anteile meiner Mutter in mir bisher keinen angemessenen Raum bekommen hatten.

Ich vertiefte mich in das, was ich gerade erlebt hatte. Ich spürte noch einmal den bisher unterdrückten Anteil meiner Mutter in mir. Ich wusste, dass ich diesen Anteil annehmen und heilen musste, um stressfrei zu sehen und zu leben.

Mein Experiment ging weiter. Kann ich etwas tun, um diesen Zustand zu verändern? Ich schloss die Augen und visualisierte ein Licht. Ich entdeckte, dass ich dieses Licht eher mit dem rechten Auge wahrnahm, während das linke Auge sich trübe anfühlte, wie ein dunkler Novembertag. Ich stellte mir vor, wie ich in meinem rechten Auge einen Rucksack packte mit Essen, Getränken, Blumensamen, Licht und ganz viel freudigen Artikeln. Mit diesem Rucksack wanderte ich in der Vorstellung über eine Brücke an die Stelle, welche die rechte und die linke Gehirnhälfte verbindet, den Pons, und weiter in mein linkes Auge. Dort packte ich in Gedanken meinen Rucksack aus, quasi als Geschenke, die ich meiner Mutter darbrachte. Ich stellte das Licht dorthin und streute Blumensamen. Sinnbildlich: Ich brachte Licht in die Dunkelheit. Dieses Bild ließ ich auf mich wirken.

Als ich die Augen öffnete, konnte ich mit dem linken Auge schon eine deutliche Verbesserung wahrnehmen. Ich folgerte: Depression und Traurigkeit bedeuten Abwesenheit von Licht. Ich entzündete also in mir selbst ein Licht. Es ging mir ein Licht auf.

Meine bisherige Vorstellung war: Klares Wasser auf der einen Seite und trübes Wasser auf der anderen. Öffne ich die Schleusen, so bringe ich klares und trübes Wasser zusammen und es gibt keine Klarheit mehr. Denn das trübe Wasser fließt in das klare und verunreinigt es.

Mir wurde mein Trugschluss bewusst. Die Wahrheit ist: Bringe ich das Licht von der klaren, hellen Seite in die dunkle, so trage ich Licht in einen dunklen Raum und er wird erhellt. So werden beide Räume erhellt. Sinnbildlich: Eine einzige Kerze kann einen ganzen Raum erhellen. Aber es gibt keine Dunkelheit, die einen hellen Raum verdunkeln kann.

Das Mitgefühl für meine Mutter öffnete sich noch weiter durch diese Erkenntnis. Was meine Mutter in mir hinterlegt hatte, war offenbar das Ergebnis ihrer Vergangenheit, ihrer Erlebnisse, ihrer Programme und emotionalen Erfahrungen, die wiederum auch mit ihren Eltern, meinen Großeltern, zu tun hatten. Meine Mutter war ja selbst einmal – so wie auch ich – ein kleines Kind gewesen, das sich nach Annahme und Wärme von ihren eigenen Eltern gesehnt hatte, und war zudem durch den Krieg gegangen. Meine eigenen Gefühle, meine eigenen Emotionen, die ich meiner Mutter entgegengebracht oder verweigert hatte, waren das Resultat meiner bisherigen subjektiven Wahrnehmung.

Ich dachte mir: So wie ich meine Programme und Verhaltensmuster von meinen Eltern übernommen habe, werden meine Eltern es von ihren Eltern übernommen haben, und auch sie sind das Resultat der emotionalen Programme ihrer Eltern. Das heißt, meine Ahnen sind in mir immer lebendig. Mit diesen Gedanken begab ich mich zurück in Richtung Seminarraum.

Die Erfahrung in der Mittagspause im Juli 2000 war für mich ein Schlüsselpunkt in meinem Leben. Fast 50 Jahre lang war es mir nicht möglich gewesen, Mitgefühl für meine Mutter zu empfinden. Dieses Mitgefühl für meine Mutter erleben zu können, war für mich eine Erlösung und ein Geschenk zugleich.

Meinen Eltern war es ein Leben lang nicht gelungen, emotional aufeinander zuzugehen und eine wirklich tiefe harmonische Beziehung zu leben. Aufgrund von Kriegserlebnissen, Vertreibung und anderen Erlebnissen war es für meine

Eltern sehr schwierig gewesen, ihren Weg miteinander zu leben. Doch die gemachte Erfahrung zeigte mir: Über meine Augen und in meinem Körper war die ersehnte Integration möglich. Durch Mitgefühl mit unseren Eltern entwickeln wir Verständnis und Mitgefühl mit uns selbst.

Am Nachmittag desselben Tages machten wir eine Sehübung, in der wir mit unseren Augen einen Ball verfolgen sollten, der an einem langen Seil über uns hin- und herschwang. Ich wählte für diese Übung mein linkes Auge aus, weil ich das zuvor Erlebte weiter intensivieren wollte. Mein rechtes Auge hatte ich wieder mit einer Augenklappe verdeckt. Ich lag auf dem Rücken und über mir schwang dieser kleine Ball hin und her. Ich verfolgte ihn mit meinem linken Auge von hinten nach vorne, von rechts nach links, und der Ball bewegte sich dabei mal schneller und mal langsamer.

Mir fiel auf, dass mein linkes Auge den Bewegungen des Balles nicht überallhin folgen konnte. Ich erlebte dies wie ein Stoppen meines Auges und dann als erneutes Aufnehmen der Schwingungsrichtung des Balles. Heute weiß ich, dass zu dem Zeitpunkt das Zusammenspiel der sechs äußeren Augenmuskeln nicht ausgewogen, nicht im Gleichgewicht war.

Dann beendeten wir die Übung. Ich setzte mich an den Rand und beobachtete die anderen Kursteilnehmer. Gleichzeitig dachte ich über mein voriges Erlebnis nach, als mich ein tiefer Schmerz durchfuhr. Es war, als hätte mir jemand ein Messer in mein Auge gestoßen. Alles um mich herum bewegte sich. Nichts blieb an seinem Platz. Ich fühlte mich wie in einem Kettenkarussell. Auch die Menschen bewegten sich, obwohl sie auf ihren Plätzen saßen. Es war entsetzlich. Ich geriet schier in Panik und wusste nicht, was mit mir geschah. Heute weiß ich: Ausgelöst durch die Übung mit dem Ball in Verbindung mit den vorbereitenden Erkenntnissen hatte sich eine jahrzehntelange Verkrampfung des linken unteren Augenmuskels gelöst und einen eingekapselten Schmerz freigegeben.

Nach fünf Minuten war mein Schmerz verflogen. Die Bilder bewegten sich nicht mehr. Alles war ruhig. Ich stellte fest, dass ich auf einmal ohne meine prismatische Brille dreidimensional sehen konnte. Meine beiden Augen hatten sich – statt wie bisher üblich zu divergieren – ganz von selbst auf denselben Punkt eingestellt. Mein räumliches Sehen hatte sich eingestellt. Alles hatte plötzlich Tiefe. Alles war plastisch. Es war fantastisch, unbeschreiblich, und eine große Freude machte sich in mir breit. Im Gegensatz zur früheren Erfahrung bei Liberman blieb mir diese Heilung erhalten. Es festigte sich in mir die unumstößliche Erkenntnis:

**Mitgefühl ist DER Schlüssel zur Heilung!**

Für mich als Optikerin, als Spezialistin für prismatische Korrekturen und binokulares Sehen waren diese Erlebnisse damals zunächst noch unerklärlich und ich musste erst einmal in das tiefere Verstehen meiner eigenen Heilung hineinwachsen. Heute weiß ich, dass sich auf dem Weg zu einer Heilung oftmals eingekapselte Blockaden öffnen und lösen müssen, bevor das neue, gesunde Sehmuster angenommen werden kann.

Aus der Neurophysiologie und der Traumatherapie (EMDR etc.) ist bekannt, dass über Augenbewegungen Synapsen im Gehirn aktiviert werden, die eine Verbindung zwischen dem Bewusstsein, dem bewussten Erinnern und dem Unterbewusstsein herstellen. Die richtige Augenbewegung schließt den Stromkreis vom unerlösten seelischen Konflikt zur Hirnrinde und unterbricht den Stromkreis zum autonomen Nervensystem – der Konflikt ist entkoppelt!

Genau dies war mir in meinem Erlebnis im Sommer 2000 widerfahren. Mir dämmerte, welch gewaltige Wirkung die Psyche auf unsere Sehleistung hat, und in mir reifte auf der Rückfahrt von dem Seminar der Entschluss, eine Ausbildung zur Heilpraktikerin für Psychotherapie zu machen.

Nach einigen Wochen, in denen ich mithilfe von Augenübungen an der Integration meiner Augen arbeitete, um die erfahrene Heilung zu stabilisieren, rief mich eines Tages mein Bruder Werner an. Er hatte unsere Mutter im Altenheim besucht und berichtete von wundersamen Veränderungen unserer Mutter: Nicht mehr die üblichen Klagen über Mitbewohner, das Essen usw. standen bei ihr im Mittelpunkt ihrer Aufmerksamkeit. Unsere Mutter war liebenswert, freundlich und allen zugewandt geworden. Mein Bruder konnte die positive Entwicklung unserer Mutter nicht fassen und hatte keine Erklärung für diesen plötzlichen Wandel.

Mir wurde klar, dass es einen Zusammenhang zwischen meinem Erlebnis damals in der Mittagspause des Sehkursus und der Verhaltensveränderung meiner Mutter geben musste. Plötzlich verstand ich, dass sich Heilungsprozesse an einem Klienten auf die Ahnenlinien vor und nach ihm auswirken. Dies war die Geburtsstunde meiner systemisch integrativen Sehtherapie.

Um diese neue Erkenntnis zu verfestigen, schlug ich Freundinnen ein Experiment vor. Zuerst erzählte ich ihnen, was ich erlebt hatte. Dann lud ich sie ein, ein Auge mit einer Augenklappe zu verschließen. Anschließend führte ich ein Therapiegespräch mit dem Elternteil, der das jeweils offene Auge repräsentierte.

Ich hielt meiner jeweiligen Freundin dafür einen Stift vor ihr Auge und bat sie, auf die Spitze des Stiftes zu schauen. Dann machte ich mit dem Stift sternförmig jeweils von der Mitte nach außen gehende gerade Linienbewegungen und bat die Freundin, mit dem Auge dem Stift zu folgen. An der Stelle, wo das Auge unruhig wurde, sollte sie das Gefühl beschreiben, das gerade in ihr präsent war.

Oftmals tauchten nicht nur Gefühle, sondern auch Assoziationen und Bilder auf. Ich begleitete meine Freundinnen in diese Bilder hinein und es zeigten sich blockierte Erinnerungen. Nachdem diese Bilder aktiviert waren, nahm ich eine Kerze, zündete sie an und hielt diese Kerze genau an diese Augenposition. Ich bat darum, sich vorzustellen, wie die heilende Lichtenergie die Situation verwandelt. Es flossen oftmals Tränen, die Spannung löste sich. Nach dem Prozess konnte sich das jeweilige Auge an dieser Position völlig frei bewegen und der emotionale Stress, der mit dieser Augenstellung verbunden war, war abgefallen.

An einem Montag kam meine Freundin Sabine zu mir. Sie hatte sich schon seit Jahren mit ihrer Mutter verkracht und deshalb seit Längerem den Kontakt mit ihr abgebrochen. Wir machten mit ihr das eben beschriebene Experiment mit ihrem linken Auge. Sabine erkannte, warum ihre Mutter sich ein Leben lang so schwierig ihr gegenüber verhalten hatte. Zwei Tage später wurde Sabine unerwartet von ihrer Mutter angerufen. Ihre Mutter entschuldigte sich für alles, was sie ihrer Tochter im Laufe ihres Lebens angetan hatte.

Gut erinnere ich mich auch an Paula. Paula kam eines Tages zu mir und erzählte, dass ihre Mutter sich schon seit Jahrzehnten mit Selbstmordgedanken trage. Ich machte mit ihr ebenfalls diese Übung mit dem Kuli und der Kerze. Paula sah mit dem linken Auge, wie ihre Mutter als 14-Jährige im Krieg an der Flak stand und auf Flugzeuge schoss. Die Erinnerung an den Feuerstrahl von Mutters Flak wurde durch die Kerze ausgelöst, in die Paula sah. In dem Augenblick wurde Paula klar, warum ihre Mutter Kerzen hasste. Paula war überzeugt von der positiven und beruhigenden Wirkung des Kerzenlichtes und bestand darauf, die Kerzen bei ihren Besuchen anzuzünden.

Paulas Mutter litt unter einer so schweren Beinerkrankung, dass das Bein von den Ärzten amputiert werden sollte. Vier Wochen nach Paulas Sehtherapiesitzung ging die Mutter, wie seit Längerem vereinbart, zur Beinamputation ins Krankenhaus. Die Ärzte waren verwundert über den guten Zustand des Beines und schickten Paulas Mutter ohne Amputation wieder nach Hause. Dies war ein weiteres Beispiel für die generationsübergreifende Wirkung meiner systemisch integrativen Sehtherapie.

Auf meinem Weg hatte ich als Augenoptikerin und Sehtherapeutin Zugang zur Seele und zum Heilungspotenzial des Menschen über die Augen gefunden. Den Zusammenhang zwischen Körper und Seele erlebe ich seit vielen Jahren bei meinen Klienten und er bietet die Basis für die vielen spannenden Praxisgeschichten, welche in diesem Buch erwähnt sind.

## Klaus Jürgen Becker: Mein eigener Weg zur »Freude am Durchblick«

Wir sehen die Welt nicht, wie sie ist, wir sehen die Welt,
wie wir sind!

»Freude« und »Durchblick« sind Qualitäten, die ich im Laufe meines therapeutischen Werdegangs entwickeln konnte. Ich begann meinen Start ins Leben als ein eher ernstes, verschlossenes Kind, das sich gerne hinter Büchern versteckte. »Lach doch mal«, war die oftmals ausgesprochene Aufforderung meiner Mutter, wenn sie mich fotografieren wollte.

Meine Familie väterlicherseits stammt aus dem heutigen Polen und musste gegen Kriegsende vor den Russen fliehen. Als meine Eltern sich kennenlernten, war mein Vater ein junger, mittelloser Student, meine Mutter noch Schülerin. Sie war 18, als sie mit mir schwanger wurde. In der gesamten Zeit der Schwangerschaft war meine Mutter erhöhten nervlichen Belastungen ausgesetzt und ihr Körper war in einem Dauer-Alarmzustand. Meine traumatische Geburt (Kaiserschnitt, Hasenscharte) war für meine Eltern sicher ebenso eine Herausforderung wie die Notwendigkeit, für das Überleben der kleinen, neuen Familie zu sorgen.

Meine Kindheit war geprägt von vielen Umzügen in weit entfernte Städte, da mein Vater jede Chance wahrnahm, für uns Geld zu verdienen bzw. ein besseres Einkommen zu erzielen. So fühlte ich mich als Kind oftmals doppelt fremd: in einer fremden Stadt, mit einem befremdenden Aussehen. Ich wurde oft gehänselt wegen meiner Hasenscharte und zog mich gerne in meine eigene (Lese-)Welt zurück.

Irgendwann kam ich in die Schule, wo ich lesen und schreiben lernen sollte. Ich setzte mich in die vorderste Reihe, damit ich ein wenig von dem erkennen konnte, was der Lehrer auf die Tafel geschrieben hatte. Doch selbst in der vordersten Reihe fiel mir dies schwer.

Eines Tages saß ich bei meinen Eltern im Auto in einem Stau auf der Autobahn und meine Mutter bat mich, das Nummernschild des vorausfahrenden Autos zu entziffern. Dies konnte ich nicht, da das Auto zu weit weg war. Daraufhin entschieden meine Eltern, dass ich zum Augenarzt sollte, um meine Sehfähigkeit zu überprüfen. Dieser entdeckte: Ich war bereits mit acht Jahren stark kurzsichtig. Ich bekam meine erste Brille. Diese erlebte ich als Trennung, aber auch als Schutz vor der mir eher als bedrohlich erscheinenden Umwelt.

Oftmals erlebte ich die anderen Menschen »wie hinter Plexiglas«. Bekannte nannten mich oftmals »Panzer«, weil ich so undurchdringlich und starr erschien. Brach einmal die Mauer auf, die sich zwischen mir und den anderen befand, empfand ich Hilflosigkeit, Ohnmacht und wurde von nicht kontrollierbaren, beängstigenden Gefühlen überflutet, sodass ich meine Mauer so schnell wie möglich wieder hochzog.

Heute würde ich sagen: Meinen Augen fehlte das Lächeln. Oftmals, wenn ich jemanden anschaute, reagierte dieser ärgerlich und schrie mich an: »Was wollen Sie denn von mir?« Liebevoll zu schauen ist offenbar keine Frage des Wollens, sondern erst dann möglich, wenn wir die Starre aus unserem Blick gelöst haben.

Da ich die Menschen um mich herum, die mir so fremd erschienen, näher verstehen wollte, machte ich im Jahr 1988 eine Ausbildung zum Diplom-Lebensberater und begann Selbsthilfebücher zu schreiben. Damit verbunden war ein Berufswechsel vom Vertriebsmanager zum Life-Coach.

Meine erste Begegnung mit der Sehtherapie begann mit einem Therapeuten in einem Therapie- und Meditationszentrum in München. Der Therapeut kreiste mit einem Kugelschreiber vor meinem Auge und bat mich, mit meinen Augenbewegungen dem Kugelschreiber zu folgen. Innerhalb weniger Minuten bekam ich einen Wutausbruch und ich ahnte, wie viel unterdrückte Wut hinter meinen erstarrten Augen lag. Es begann eine Zeit tiefster therapeutischer Prozesse, und jedes Mal, wenn ich mich meinen aufsteigenden Gefühlen, meiner Wut, meiner Ohnmacht, meiner Angst gestellt hatte, war mir, als würde die Welt ein wenig liebevoller ausschauen – bis eines Tages andere Menschen auf mich zukamen, die mich bisher gemieden hatten und meinten, *ich* hätte einen liebevollen Blick.

Wie wichtig die Augen sind, erfuhr ich in einer Begegnung mit meinem späteren Meister Rajinder Singh. 1995 war ich im Cirkus-Krone-Bau in München, um diesen Meister des Surat Shabd Yoga zu erleben. Als ich durch Zufall dem Meister in die Augen blickte, sah ich in seinen Augen die Lichtkraft von 1 000 Sonnen und eine Liebe, die nicht von dieser Welt ist. Ich wurde sein Schüler und hörte später, dass der Meister 90 % seiner Lehre über das Licht und die Liebe seiner Augen auf seine Schüler überträgt.

Kurz darauf war ich bei einer indischen Heiligen namens Mutter Meera zu einem Darshan (= Begegnung mit einem/einer Heiligen). Der Darshan bestand darin, dass jeder Besucher einen kurzen, aber tiefen Augenblick von der Heiligen erhielt, in dem die Heilige genau die Qualität an den Besucher übermittelte, die für den Besucher und sein Leben gerade besonders wichtig war. Als die Reihe an mich kam, schaute mich Mutter Meera mit der Unschuld und der Reinheit eines Rehs an, und ihr Blick berührte in einer solchen Tiefe mein Herz, dass ich diesen Blick – auch wenn er nur eine einzige Minute dauerte – bis zum heutigen Tage in meinen Zellen spüre. Ich vermute, dass »erlöste Augen« tatsächlich in der Lage sind, tiefe Lebensqualität zu übertragen, so wie eine Kerze eine andere entzündet.

Mit meiner Begegnung mit den großen indischen Meistern und Heiligen begann meine spirituelle Reise. Je tiefer ich mit der inneren Wahrheit in Kontakt kam, die wir in Gebet und Meditation finden, umso mehr wurde mir bewusst, wie wenig ich im »Spiel der Welt« durchblickte. Immer wieder fiel ich auf Lug und Trug, Masken und Wichtigtuerei herein und mir wurde immer stärker bewusst, wie wenig Durchblick ich hatte, wenn es darum ging, die Wahrheit eines Menschen, die »Wahrheit hinter dem Schein« zu erfassen.

Eines Tages begegnete ich Prof. Dr. Franz Ruppert, einem Spezialisten für systemische Aufstellungen. Franz Ruppert geht davon aus, dass viele Menschen in sich tief gespalten sind, auch wenn man ihnen dies äußerlich nicht ansieht. Mithilfe von Masken und Rollen versucht ein Teil von uns, welchen Franz Ruppert »Überlebensanteil« nennt, unser Funktionieren in der äußeren Welt sicherzustellen. Dieser Anteil leugnet alles Unangenehme, macht das, was »man tut«, zu seinem höchsten Gebot und lebt eigentlich in einer Pseudowelt. In den systemischen Aufstellungen von Franz Ruppert wird dieser Überlebensanteil durch einen Stellvertreter in einer Art Rollenspiel dargestellt. Durch meine Teilnahme an diesen systemischen Aufstellungen begann ich mehr und mehr durchzublicken bei den Masken der Gesellschaft. Mein Blick auf die Dinge der Welt änderte sich.

Als ich schon deutlich über 40 war, besuchte ich meine Eltern an der Côte d'Azur. Im Flur hing ein Druck des Bildes »Liebende in Vence« des französischen Malers Marc Chagall. Ich war tief berührt von dem Bild, mir kamen fast die Tränen und ich dachte mir: »Muss Liebe schön sein!« Das Bild hatte eine Saite in mir zum Klingen gebracht, die sich nach erfüllter Liebe sehnte. Am nächsten Tag nahm ich den Zug nach Nizza und ging dort ins Chagall-Museum. Glücklicherweise war gerade eine Führung, der ich mich heimlich anschloss. Ich war überwältigt von der Farbenpracht der Chagall-Bilder und die Führung eröffnete mir einen tieferen Blick auf das, was ich zu sehen bekam.

Unabhängig davon spürte ich nach wie vor im Kontakt mit meinen Eltern und insbesondere meinem erweiterten Verwandtenkreis eine gewisse Anspannung, die sich auch in einem erhöhten Augendruck zeigte, so wie ich es auch schon als Kind erlebt hatte.

Mittlerweile hatte ich bereits sehr intensiv an der Klärung meiner Elternbeziehung gearbeitet und die Eigenverantwortung für das, was ich sehe, übernommen. Ich spürte tief und innig, dass alles, was in meinem Leben geschah, alle Höhen und Tiefen, Teil eines größeren Lebensplanes (vielleicht auch Seelenplanes) ist, und hatte gelernt, die Dinge so anzunehmen, wie sie sind. Und doch waren da diese Spannungen, die ich manchmal im Kontakt mit meinen Eltern und regelmäßig in meinen festen Beziehungen erlebte.

Ich lernte EMDR, eine Therapiemethode, die u.a. mit entspannten Augenbewegungen zu tun hat, und gewöhnte mir an, wann immer ich in meinen öffentlichen Vorträgen angespannt war, einige Augenschwünge zu machen. Ich genoss die deutliche Befreiung, die sich aus dieser Übung ergab.

Während meine Lebensberater-Praxis wuchs, erkannte ich immer mehr, dass sich Probleme und Herausforderungen, mit denen mich meine Klienten konfrontierten, oftmals nur aus systemischen Zusammenhängen erklärten. Ich glaube, dass kaum etwas so sehr meinen »Durchblick« gefördert hatte wie die von mir erlebten Familienaufstellungen. Dies ließ in mir den Schluss zu, dass Sehblockaden möglicherweise Widerspiegelungen von systemischen Blockaden sein könnten, welche dem eigenen Familiensystem entstammen.

Meine Bücher und Seminare konzentrierten sich immer stärker darauf, meine Leser und Seminarteilnehmer mit einer veränderten Sichtweise vertraut zu machen. Um Veränderungsimpulse im Bewusstsein anzuregen, setzte ich u.a. Vexierbilder von Salvador Dali und von Maurits Cornelis Escher ein.

Im Jahr 2007 hörte ich einen Vortrag von Ursula Büchler. Ich erfuhr, in welchem Ausmaß unsere genetischen, systemischen und auch erfahrungsbedingten Prägungen Einfluss auf unsere Sehfähigkeit haben. In vielen der Fallbeispiele, die Ursula Büchler präsentierte, fand ich mich selbst wieder. So war es ein großes

Glück für mich, mich im Jahr 2010 in der Praxis von Ursula Büchler tiefer mit ihrer Sehtherapie beschäftigen zu können.

In der Sehtherapie deckte mir Ursula Büchler das rechte Auge zu und ließ mich mit der Stimme meiner Mutter sprechen, während ich Ursula Büchler durch das linke Auge ansah. Erstaunlicherweise fiel es mir sehr leicht, mich in meine eigene Mutter zu verwandeln. Als ich durch das linke Auge blickte und Ursula Büchler mich fragte, welches der ideale Abstand sei, in dem ich mich mit ihr wohlfühlen würde, waren dies drei Meter. Ich verstand sehr viel über meine mütterlichen Prägungen und wie sie sich in der Art und Weise, wie ich durch das linke Auge blicke, widerspiegelten. Mir war auch klar, warum meine Mutter eine Unmenge von »drei Meter Menschen« um sich scharte, Freundinnen, mit denen sie in naher, aber nicht allzu intimer Entfernung zusammen sein konnte.

Danach deckte Ursula Büchler das linke Auge ab und ließ mich die Rolle meines Vaters einnehmen, während ich Ursula Büchler durch das rechte Auge ansah. Augenblicklich rutschte ich in die Rolle meines Vaters und konnte sehr viel von ihm verstehen. Zu Beginn des Gesprächs war ich, während ich durch das Vaterauge blickend meinen eigenen Vater spielte, eher barsch und ablehnend gegenüber Ursula Büchler. Die ideale Entfernung war mindestens fünf Meter, am liebsten wäre mir gewesen, sie wäre aus dem Zimmer gegangen. Nachdem Ursula Büchler aber meiner Ablehnung standgehalten hatte, ohne sich aufzudrängen, wünschte ich mir sehr viel mehr Nähe, etwa einen halben Meter von mir entfernt. Mir wurde klar, warum meine Eltern ein völlig unterschiedliches Verständnis von Nähe und Distanz hatten. Dies erklärte mir meine eigenen inneren Spannungszustände, in denen ich mich jahrzehntelang befunden hatte. Und mir wurde bewusst, warum ich eigentlich ein Leben lang auf der Suche nach der rechten Form von Nähe – und Distanz – in meinen Beziehungen war.

In einer weiteren Sitzung arbeitete Ursula Büchler mit der Methode »Stift und Kerze«. Sie hielt mir ein Auge zu und fuhr mit einem Stift vor meinem Auge hoch und runter, rechts und links und bat mich dabei, mit meinem jeweils geöffneten Auge dem Stift zu folgen, den Kopf dabei aber ruhig zu halten. In einer Diagonalen, ausgehend von der Mitte nach Nord-Nord-West, begann mein Auge zu zittern und ganz unruhig zu werden und in der Bewegung zu stocken.

Dann gab sie mir den Kuli selbst in die rechte Hand und bat mich, in der gleichen Diagonale, die Bewegung selbst zu vollziehen. Meine Schulter fühlte sich schwer an und hakte – offenbar war meine Schulter mit meinem Auge verschaltet. Ursula Büchler fragte mich, welches Gefühl auftaucht. In mir machte sich starker *Argwohn* bemerkbar. Ich fühlte mich zurückversetzt in mein Kinderzimmer. Die Tapete war ziemlich schwarz. Meine ganze Brust war angespannt. Ich wollte wegsinken in meiner Ohnmacht, mir war, als wenn ein schwarzer, alles verschluckender Nebel aufsteigen würde.

Ursula Büchler nahm nun eine Kerze, zündete sie an und hielt sie an die Stelle vor meinem Auge, wo die Augenbewegung zu stocken begonnen hatte. Ich fühlte nun *Skepsis*. Auf einmal erlebte ich mich als mein eigener Vater. Ich sah meinen eigenen Vater skeptisch schauen und sich fragen, ob die Leute ihm etwas Gutes wollen. Durch das Licht der Kerze wurde der Blick meines Vaters durch mich weicher.

Es tauchte ein weiteres Bild auf von meinem Vater: wie er im Krieg als zwölfjähriger Junge ein Gewehr in der einen Hand und in der anderen einen Verbandskasten hielt und Verwundete versorgte. Ursula Büchler ließ mich als erwachsener Klaus zu meinem Vater in seiner damaligen Situation reisen und die folgenden Worte an ihn richten: »Ich komme aus der Zukunft zu dir. Ich bin aus Liebe zu dir auf diese weite Reise gegangen. Alles, die Welt um dich herum, wird sich gut entwickeln. Ich weiß es.«

Ich fühlte eine tiefe Entspannung und Gelöstheit. Ich konnte auf einmal verstehen, warum mein Vater ein Leben lang so skeptisch war und früher aus seinen Augen wie aus Schießscharten geschaut hatte. Auch die tiefe Sehnsucht meines Vaters nach Frieden wurde mir bewusst.

Hinterher verglichen wir die Grafiken der Hornhaut (auch Cornea-Aufnahme genannt) für das rechte Auge vor und nach der Behandlung: Auch dem ungeübten Betrachter zeigt sich bei der Cornea-Aufnahme unten rechts eine deutliche Entspannung und eine souveräne Ausdehnung. (Die Bedeutung der Cornea-Aufnahme ist auf Seite 99 ff. erklärt.)

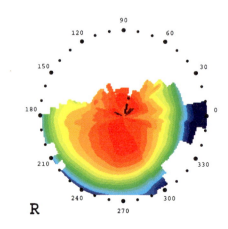

**Cornea-Aufnahme vor der Behandlung**

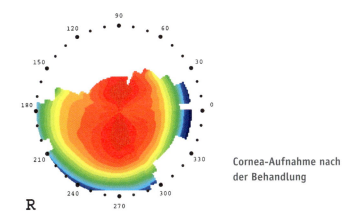

Cornea-Aufnahme nach der Behandlung

Dies waren nur zwei der vielen Übungen, die Ursula Büchler mit mir machte und die auch in diesem Buch beschrieben sind. Das Spannende ist aber, dass sich dadurch nicht nur mein Blick auf meine Eltern, sondern auch mein eigenes Leben begonnen hatte zu verändern.

Kürzlich war ich beim 75. Geburtstag meiner Mutter und ein Großteil meiner Verwandtschaft war da. Es gelang mir besser denn je, mich entspannt und souverän inmitten meiner Verwandtschaft zu bewegen, ihre Anwesenheit sogar zu genießen. Ich erlebte ein tieferes Verständnis meiner gesamten Verwandtschaft und hatte große Freude daran, für meine Mutter eine Geburtstagsrede zu halten.

Ich erlebe seitdem meine Beziehung zu meinen Verwandten als entspannt. Mir ist, als würde die Sehtherapie mich darin unterstützen, entspannter und stressfreier mit dem Leben umzugehen, Lebensqualität zu gewinnen und vor allem immer mehr Freude in mein Leben zu lassen. Ich erlebe mich mittlerweile als ausgesprochen freudvoll.

Meine eigene Erfahrung zeigt mir, dass Sehtherapie für mich nicht auf das Thema »Brille weg« oder »schwächere Brille« beschränkt ist, sondern den Blick öffnet für die Schönheit der Welt und die Freude des Lebens.

*Klaus Jürgen Becker*
Seefeld, im August 2011

# Der Weg der Freude

Das Wirkliche ist ebenso zauberhaft,
wie das Zauberhafte wirklich ist.
*Ernst Jünger*

## Was ist Freude eigentlich?

Synonyme für Freude sind Achtsamkeit, Authentizität, Dankbarkeit, Daseinsfreude, einverstanden sein, Flow, Genuss, Hingabe, Interesse, Lebensbejahung, Nächstenliebe, Schönheit, Wertschätzung, Zufriedenheit. Jedes dieser Synonyme gibt uns einen Schlüssel an die Hand, um die Freude wiederzufinden, falls wir sie einmal verloren haben sollten.

Nehmen wir zum Beispiel *Interesse* (von lat. *interesse:* »teilnehmen an«). Interesse ist der mentale Aspekt unserer Heilung. Wenn ich nicht an dem interessiert bin, was in mir und um mich herum vor sich geht, kann ich weder Freude empfinden noch meinen eigenen Heilungsprozess unterstützen. Interesse, gleichbedeutend mit Aufmerksamkeit und geistiger Anteilnahme, unterstützt uns dahin gehend, gesund zu werden bzw. zu bleiben und an der Freude des Daseins teilzunehmen.

Wenn ein Klient Desinteresse zeigt, hängt dies oftmals mit einer fehlenden Wahrnehmung der eigenen Bedürfnisse zusammen. Oftmals wurden die eigenen Bedürfnisse bereits in der Kindheit unterdrückt oder geleugnet. In manchen Fällen fühlt sich der Klient unfähig, bei seiner Lebensgestaltung auf eine kreative und erfüllende Weise mitzuwirken. In der Sehtherapie lernen meine Klienten, dass sie alle über Ressourcen verfügen, um mit all dem umzugehen, was in ihrer Außenwelt geschieht und aus ihrer Innenwelt auftaucht. Dadurch wächst zugleich ihr Interesse am Leben und an der eigenen Entwicklung. Interesse fördert Freude – wir erkennen immer klarer, »wie der Hase läuft«. Das eigene Leben beginnt immer besser zu »gelingen« und wir erfahren immer mehr: Ich bin richtig hier auf dieser Welt.

Ein weiterer Zugang zur Freude ist *Schönheit*: 90 % unserer Sinneswahrnehmungen, welche in unser Gehirn eindringen, erhalten wir über die Augen. Etwas Schönes zu sehen, sei es einen Sonnenuntergang oder ein Bild von Chagall, ist also »Gehirnnahrung«.

Unser Körper reagiert auf Freude durch wache, weiche, offene Augen. Wenn jemand seine Freude zeigt, hebt er die Mundwinkel. Der französische Physiologe Guillaume-Benjamin Duchenne fand heraus, dass bei *echter Freude* nicht nur der Mund lächelt, sondern auch die Augenringmuskeln aktiviert werden. Letztere können nur schwerlich vom Willen kontrolliert werden, wodurch der entsprechende Ausdruck rund um die Augen bei aufgezwungener Freude fehlt. Jedoch ist es möglich, durch die Praxis des Augen-Lächelns echte Freude in uns aufsteigen zu lassen. Aus diesem Grund haben wir diese Methode in die Sehübungen gegen Ende des Buches integriert.

Üblicherweise machen wir unsere Freude davon abhängig, ob wir uns in der Welt wiederfinden, die uns umgibt. Wo wir Bestätigung für unser »Sosein« erhalten (»Ich bin okay«), stärkt dies die Freude. Ebenso erleben wir Freude, wenn wir im Außen etwas erfahren, das wir als »richtig« empfinden. Dort, wo wir uns oder das, was wir erleben, als »falsch« empfinden, ist unsere Freude getrübt, ebenso bei der Erinnerung an solche Situationen. Durch Mitgefühl, Verständnis und Vergebung gegenüber anderen wie gegenüber uns selbst können wir jedoch Freudlosigkeit in Freude verwandeln.

» Machen Sie sich mehrmals täglich bewusst, wofür Sie dankbar sein können.
» Halten Sie im Alltag immer wieder inne und finden Sie mit Ihren Augen etwas, das Ihnen Freude bereitet. Lassen Sie Ihren Blick einige Minuten darauf gerichtet. Sehen Sie im Alltag immer wieder die Freude, die Ihnen begegnet. Suchen Sie täglich Auslöser für Mitfreude, zum Beispiel, indem Sie Ihre Augen bewusst auf die Schönheit der Natur, der Umgebung lenken und dankbar sind für das, was Sie umgibt.

## Freude in der Therapie

Freude ist ein wichtiger Begleiter bei jeder Form von therapeutischen Prozessen. Wir korrigieren Muster (und Sehfehler), weil wir auf der Suche nach der Freude sind. Jedes Mal, wenn wir uns ein Stück Seelen-Land zurückerobert haben, spüren wir dies mit einer tiefen inneren Freude.

Sehtherapie ist ein Weg, uns selbst und unsere Welt mit neuen Augen sehen zu lernen. Sie ermuntert dazu, die Erstarrung, den Stillstand und das »Nichthinschauen-Wollen« zu beenden. Hinter unseren Sehblockaden sind oftmals unangenehme Erinnerungen/Prägungen verborgen, mit denen wir uns nicht so gerne konfrontieren. Diesen zu begegnen, kann manchmal Angst machen. Hier ist es die Aufgabe des Therapeuten, den Klienten in seiner Angst zu begleiten und ihn zum befreienden Hinschauen zu führen. Indem wir einen therapeutischen Schritt nach dem anderen vollziehen, wächst unser seelischer Raum, unsere Freude. Mit zunehmender Therapieerfahrung entwickeln wir die Gewissheit, dass wir unsere »Mitgift« in lichtvolles, heilendes Potenzial verwandeln können.

Das starre, aber freudlose Bild von Perfektion bzw. perfekt sein müssen macht einer Lebendigkeit Platz, welche auch in der Lage ist, das nicht Vollkommene zu umarmen und so zu heilen. Die Sehtherapie unterstützt uns darin, die Enge unseres bisherigen Bewusstseins zu verlassen und das »göttliche Kind« (die Sonne) in uns freizulegen.

Dort, wo wir ein Mutter- oder Vaterthema in uns erlösen konnten, erleben wir, wie freudvoll es ist, unseren Eltern und unseren Ahnen auf eine neue Weise zu begegnen. Freude in der Sehtherapie erwächst darüber hinaus, wenn einem Klienten bewusst wird,

» dass er in sich alle Ressourcen hat, um das Ungelöste in sich anschauen und erlösen zu können,
» wie schön es ist, mit seinen Ahnen verbunden zu sein,
» dass er im Rahmen seines Therapiefortschritts nunmehr Teil der Lösung und nicht Teil des Problems ist.

### Imagination und Freude

Was wir uns lebhaft und bildhaft vorstellen können, das kann tatsächlich in unser Leben finden. Geist formt Materie.

Imaginationen kreieren ein Suchbild im Gehirn. Ein Suchbild ist ein optisches Reizmuster, für das eine unbewusste erhöhte Aufmerksamkeit besteht. Alle Raubtiere haben ein Suchbild ihrer Beutetiere und erkennen diese binnen Millisekunden. Mittels Imagination kann der Klient seine Therapieziele als Suchbilder einprogrammieren und so unterstützen. Wenn er seine Ziele visualisiert hat und spürt, dass er über die Klarheit und die Konsequenz verfügt, sie zu verfolgen, bis sie eintreffen, ist das bei ihm ebenfalls mit Freude verbunden.

Je besser wir in einer Sehtherapie das Hinschauen lernen, umso stärker wird auch unsere Fähigkeit zur Imagination. Andererseits können therapeutische Lösungen durch Imagination unterstützt werden.

Tipp: Gegen Ende des Buches finden Sie die Imaginationsübung »Scharf sehen« (Seite 196). Stellen Sie sich immer wieder vor, wie es ist, mit gesunden Augen gut sehen zu können. Dadurch bereiten Sie Ihr Gehirn auf diesen Zustand vor.

### Bedingungslose Freude

Abhängige Freude entsteht aus einem Sinnesgenuss und erzeugt ein vorübergehendes Hochgefühl. Es gibt jedoch auch bedingungslose Freude – Freude als Lebensprinzip. Im Buddhismus und auch in anderen religiösen und meditativen Systemen wird angenommen, dass ein seelischer Zustand der Freude durch Selbsterkenntnis und eine achtsame rechte Lebensweise gefördert werden kann. Basierend auf dieser Erkenntnis finden Sie in diesem Buch an späterer Stelle einen Hinweis zur Achtsamkeitspraxis. Ein weiterer Schlüssel ist Mitgefühl und Mitfreude.

Die freudige Teilnahme an der Freude von anderen ist mit bedingungslosem Wohlwollen gekoppelt und gilt im Buddhismus als einer der vier göttlichen Verweilzustände. Das Christentum betont den Dienst am Nächsten als Quelle der Freude (»Die Freude am Herrn ist eure Kraft«), die es ermöglicht, auch in unerfreulichen Situationen das innere Gleichgewicht zu erhalten.

## Unsere Filter: Wie Beobachter und Beobachtung zusammenhängen

Als der Berliner Arzt Dr. Wolfgang Schultz-Zehden bekannt gab, dass nach seiner Einschätzung über 40 % aller Sehprobleme auf Erfahrung gründen, rüttelte dies viele Kollegen wach. Heute wissen wir, dass der Anteil sogar weitaus höher liegt.

*Wir sehen die Welt nicht, wie sie ist – wir sehen die Welt, wie WIR sind.*

Der Grund dafür sind unsere Filter. Die Augentherapeutin Janet Goodrich bekundete in dem Zusammenhang: »Wenn ich kleine Kinder mit Brille sehe, weiß ich, dass es Dinge in der Familie gibt, die sie nicht sehen wollen. Wenn sie das Erlebte nicht ändern können, werden sie ihre Sehschärfe undeutlich einstellen, damit sie es nicht sehen müssen.«

Durch den selektiven Gebrauch unserer Sinne und die Verarbeitung des Wahrgenommenen in Form von inneren Dialogen, Bildern, Gedanken und Gefühlen schaffen wir uns unsere individuelle Realität, die durch unsere Wahrnehmungsfilter gestaltet wird. Was wir wahrnehmen, ist ein Auswahl-Prozess, bei dem einzelne Aspekte der Realität erkannt, andere ausgeblendet, geändert oder verallgemeinert werden. Die Filter unserer Wahrnehmung bestätigen nur immer wieder das Modell der Welt, in der wir leben. Das bedeutet, dass wir unsere Wahrnehmung und damit unsere Wirklichkeit in jedem Augenblick selbst konstruieren.

In der Neurolinguistik unterscheidet man zwischen neurologischen, sozialen und individuellen Filtern.

- **Neurologische Filter:** Die neurologischen Filter beschreiben die Filter, denen wir aufgrund der Beschränkungen unseres Nervensystems unterliegen. Die Beschaffenheit der neurologischen Filter ist unterschiedlich. Ein Mensch, der eine Sehtherapie gemacht hat und in der Wahrnehmung geübt ist, unterliegt weniger Beschränkungen seines Nervensystems als ein Ungeübter.
- **Soziale Filter:** Soziale Filter sind geprägt durch Sprache, Gesellschaft, Sozialstruktur, Kultur, Rituale und Bräuche. Wir teilen sie mit den Angehörigen einer sozialen Gruppe, unserer Nation, unserer Zeitqualität.
- **Individuelle Filter:** Unsere individuellen Filter beziehen sich insbesondere auf unsere Werte, Überzeugungen, Erinnerungen und Erwartungen. Diese Filter gelten nur für den Einzelnen und sind im Rahmen von Therapie veränderbar. So bestimmen die individuellen Filter, was psychisch getilgt, verzerrt oder generalisiert wird, um es der innerlich vorherrschenden Struktur der Realität anzupassen.

Bei allen drei Filtersystemen wirken die Prozesse der Tilgung (Verdrängung), Generalisierung (Verallgemeinerung) und Verzerrung (Projektion). Auf diese Weise versucht unser Nervensystem, die gewaltige Menge der Sinneseindrücke und damit die Welt zu organisieren, einzuordnen und an unser vorhandenes Weltmodell anzupassen.

- **Tilgung:** Bestimmte Reize erreichen das Bewusstsein nicht, weil wir sie nicht wahrnehmen können oder wollen (Verdrängung). Ein Beispiel: Ultrakurzwellen nehmen wir nicht wahr. Jede Konzentration unseres Sehens auf etwas Bestimmtes bedeutet, andere Wahrnehmungen auszuschließen. Im Rahmen der Sehtherapie entdeckt der Klient oftmals getilgte oder blockierte Erfahrungsanteile wieder und gewinnt dadurch fehlende Informationen für eine bessere Lebenslösung – und ein besseres Sehen. Sprachliche Tilgungen liegen immer dann vor, wenn der Zuhörer sich zu dem vom Sprecher Ausgedrückten mehr vorstellen kann, als dieser ausgedrückt hat. Wenn der Klient sagt: »Ich sehe nichts«, können wir ihn fragen: »Was siehst du nicht?«
- **Generalisierung:** Ein Sinnesreiz ist so stark, dass er alles andere überdeckt. Beispiele: Ein starker Schmerz überdeckt alles andere. Frisch Verliebte sehen: »Die Welt ist wundervoll!« Generalisierungen enthalten All-Aussagen, also Aussagen über alle Elemente eines bestimmten Gegenstandsbereichs, zum Beispiel: »Immer kommst du zu spät!«, »Nie kannst du das richtig machen!«, »Wie jedermann weiß ...«. Weitere Generalisierungen sind »überall«, »niemals«, »nirgends«, »niemand«, »keiner« usw. In der Sehtherapie achte ich auf Generalisierungen. Sie weisen oftmals darauf hin, dass der Klient nicht bereit ist, die Welt mit ständig neuen Augen zu sehen, sondern dass sein Hinschauen wie die Wahrnehmung der Umwelt erstarrt ist.
- **Verzerrung:** Zu den Verzerrungen gehören Unterstellungen, vermeintliches Gedankenlesen und das selbst konstruierte Verknüpfen von Ursache und Wirkung. Zum Beispiel: »Peter macht mich wütend!« Die eingehenden Informationen werden verzerrt aufgenommen und wiedergegeben. In der Sehtherapie komme ich Verzerrungen u.a. dadurch auf die Spur, dass ich mit dem (rechten) Vater- und dem (linken) Mutterauge separat arbeite und dadurch bisher unbekannte Verzerrungen sich als solche zu erkennen geben können. Diese Verzerrungen zeigen sich auf der Cornea (Hornhaut) als Zerrbild oder durch überspannte Muskeln der Augen.

Im Rahmen meiner Sehtherapie versuche ich den gedanklichen Filtern meiner Klienten auf die Spur zu kommen. Indem meine Klienten ihr Denken verändern, verändert sich auch ihre Sehfähigkeit. Sie sehen die Welt mit neuen Augen.

# Eine kleine Psychologie des Durchblicks – vom Wegschauen zum Hinsehen

Durchblick bedeutet, das Licht, das uns berührt,
unverfälscht in uns hineinzulassen, die Dinge so zu sehen,
wie sie wirklich sind.
KJB

Wer Durchblick hat im Leben, der hat es leichter und schöner: Er durchschaut spielerisch leicht Situationen und kann die Schönheit und die Farbenpracht des Lebens aus vollem Herzen genießen. Für viele Menschen sieht die Realität jedoch anders, nämlich unklar und verschwommen aus. In Deutschland sind heute insgesamt 64 % der Bevölkerung ab 16 Jahre Brillenträger. In absoluten Zahlen sind dies 40,4 Millionen Brillenträger. Hinzu kommen rund 3,2 Millionen Kontaktlinsenträger, die Kontaktlinsen entweder ausschließlich oder im Wechsel mit einer Brille tragen.*

Keinen Durchblick zu haben bedeutet, im Nebel zu tappen. Dieser Nebel vor den Augen kann sich auch temporär zeigen. Vielleicht kennen Sie dies: Sie stehen vor einer schwierigen Aufgabe und plötzlich spüren Sie eine tiefe Ohnmacht. Ein Nebel oder eine Wand schiebt sich zwischen Sie und die Außenwelt.

Der Nebel vor Ihren Augen, ob dauerhaft als Sehschwäche oder ob plötzlich auftauchend, ist eine unfreiwillige »Dissoziation«, die Ihr Unterbewusstsein vollzieht, um Sie vor unangenehmen Gefühlen, Erinnerungen und Erfahrungen zu bewahren. Auf der anderen Seite: Solange wir nicht richtig sehen können, sei es wegen Winkelfehlsichtigkeit, Schielen, einer Augenerkrankung oder Sonstigem, fühlen wir uns nicht am rechten Platz. Wir können mit dem, was um uns herum geschieht, nur bedingt etwas anfangen. So wird das, was uns schützen soll, uns auch gleichzeitig zur Lebensblockade – bis wir es auflösen.

Der Psychologe Stephen Wolinsky dokumentiert in seinem Werk *Die alltägliche Trance*, dass ein plötzlich auftretender Nebel – in einer Therapiesitzung oder im Alltag – auf ein nicht verarbeitetes Kindheitsthema hinweisen kann: »Viele Trancen gehen mit einer Altersregression einher – man verhält sich wie ein kleines Kind, obwohl man schon längst erwachsen ist.«

---

* KGS-Allensbach-Studie 2005: »Sehbewusstsein der Deutschen«, Quelle: www.sehen.de/.../allensbach2005/Text-A_Basisdaten_Allensbach-Studie_2005.doc

### ■ ÜBUNG

Wann immer ein Nebel sich vor Ihr Bewusstsein schiebt, sollten Sie tief atmen und dabei möglichst den Augenkontakt zu etwas halten, das hinter dem Nebel verborgen ist. Wenn es Ihnen gelingt, die Übung durchzuhalten, taucht ziemlich schnell eine unliebsame Emotion auf, welche Sie bisher nicht wahrhaben und deshalb nicht fühlen wollten. Atmen Sie weiter und fragen Sie sich:

» Welche Emotion will ich nicht fühlen?
» Was verdränge ich durch den Nebel?
» Wie verändert sich die Selbstwahrnehmung, wenn ich durch den Nebel atme?

Erlauben Sie, dass verborgene Emotionen, Erkenntnisse, Bilder, Erinnerungen hochsteigen und sich entfalten, ohne diesen Prozess voranzutreiben oder zu unterdrücken. Bleiben Sie dabei so lange in Kontakt mit Ihrem Atem, bis der ganze Nebel verschwunden ist. Sobald Sie bereit sind, die bisher eingekapselte Emotion bewusst zu fühlen und ihr mit Mitgefühl zu begegnen, klärt sich auch Ihre Sicht. ■

In der Sehtherapie zeigt ein sich einstellender Nebel, dass der Klient gerade dabei ist, ein schädliches Muster auftauchen zu lassen. So wie innerer Widerstand uns vor der Unsicherheit schützt, so ist es die Aufgabe des Nebels, uns vor Bedrohlichem, scheinbar Negativem zu schützen, bis wir den Mut und die Fertigkeiten haben, damit umzugehen. In so einer Situation ermuntere ich meine Klienten liebevoll, über ihre bisherigen Einschränkungen hinauszugehen.

Je weniger Nebel wir vor unseren Augen haben, je größer unser Mut zur Klarheit ist, umso mehr sind wir auch bereit, familiäre Verstrickungen zu lösen. Unsere Perspektive hatte sich oftmals verzerrt, weil wir bei unseren Eltern durchblicken wollten, ohne uns selbst näher zu kennen. Wir wollten möglicherweise die Eheprobleme unserer Eltern oder deren Traumata verstehen. Wir wollten der Mutter helfen, damit sie sich mit Vater besser fühlt, gespeist von der unbewussten Hoffnung, dass es dann auch uns selbst besser ginge.

In der Sehtherapie lernen wir, erst einmal bei uns selbst anzukommen und derartige Verstrickungen zu erkennen und zu lösen. Wir erleben, welche Muster wir unbewusst übernommen haben. Wir machen uns diese Muster bewusst und lassen dabei (unbewusste) Fremdidentifikationen und damit auch unsere kindlichen Reaktionsmuster los. Viele Klienten berichten, wie befreiend es nach einem solchen Prozess ist, sein eigenes Leben zu leben, die eigenen Eltern zu ehren und sie aus einer erwachsenen, wissenden Perspektive mit den Augen des Mitgefühls zu sehen: Unsere verzerrte Wahrnehmung der Realität löst sich auf. Wir bekommen Durchblick. Unsere Lebensvisionen zeigen sich. Wir erkennen immer klarer, was wir im Leben erreichen sollen, möchten und können und wie wir unsere Ziele auch wirklich erreichen können.

■ ÜBUNG

Nehmen wir an, Sie hätten im Leben Durchblick – real/optisch: Wie würde sich Ihr Leben dadurch ändern? Welche Fehler hätten Sie nicht gemacht, wenn Sie früher den Durchblick gehabt hätten? Können Sie sich selbst vergeben und eine neue Perspektive einnehmen? ■

# Arbeit, Kampf, Liebe

In der Natur gibt es Flucht-, Standhalte- und Angriffstiere. Entsprechend gibt es bei uns Menschen die Prinzipien Arbeit, Kampf, Liebe.

» Ein Mensch mit der Grundstruktur *Arbeit* stellt sich den Auseinandersetzungen des Lebens, zum Beispiel, indem er seinen Beruf gewissenhaft ausübt. Ein Kind mit dieser Struktur wird noch mehr tun und noch mehr arbeiten, damit es endlich bemerkt wird und eine entsprechende Bestätigung erfährt.
» Eine Person mit der Grundstruktur *Kampf* lebt nach dem Motto »Angriff ist die beste Verteidigung«. Menschen, die bevorzugt die Kampf-Struktur leben, sind mental meist stark belastbar. Sie ordnen sich ungern unter, sie kämpfen und leisten Widerstand. Ein Kind, das Kampf-Strukturen lebt, versucht zu provozieren, bis es Grenzen von außen gesetzt bekommt. In der Sehtherapie zeigen sich diese Menschen mit dem versteckten Schielfehler des Auswärtsschielens.
» Jemand mit der Grundstruktur *Liebe* wird im Konfliktfall sich eher auf das Mitgefühl seiner Mitmenschen verlassen oder sich verkriechen. Was tut ein Kind mit Liebes-Strukturen? Es ist traurig, wenn die entsprechende Konsequenz ausbleibt. Es versucht zu gefallen, geht für sich ungute Kompromisse

ein, um anderen einen Gefallen zu tun, versucht andere zu trösten, ordnet sich unter. Diese Menschen sind emotional und häufig sehr angepasst. In der Sehtherapie finden wir bei ihnen oft eine Abweichung der Augenstellung zum versteckten und sogar sichtbaren Einwärtsschielen.

Wenn wir verstehen, durch welches Prinzip wir selbst vorwiegend geprägt sind, hilft uns das bei der Selbstannahme. Das Erkennen, durch welches Prinzip unser Partner bzw. der Mensch, mit dem wir gerade zu tun haben, vorwiegend geprägt ist, unterstützt uns darin, ihm mitfühlend und respektvoll zu begegnen. Jeder von uns hat eine andere Grundstruktur und dementsprechend andere Werte und Prioritäten. Allein dies zu akzeptieren kann uns das Miteinander erleichtern.

Über die Gene werden die Grundmuster Arbeit, Kampf und Liebe vererbt. Für die Entwicklung der eigenen Persönlichkeit ist es wichtig zu wissen, mit welcher Struktur wir geboren werden. Also zu wissen: Was habe ich von der Natur mitbekommen und welche Struktur habe ich durch Umerziehung auf mich genommen? Wenn wir diese Fragen beantworten können, können wir bewusst damit beginnen, die Ressourcen unserer Struktur zu leben oder uns zu erarbeiten.

Hierbei ist keine Struktur »besser« als die andere. Ziel ist es, dass wir eine auf uns persönlich abgestimmte Ausgewogenheit zwischen Liebes-, Arbeits- und Kampf-Strukturen erreichen.

Die Struktur Arbeit bildet eine Brücke, die es ermöglicht, Liebes- wie auch Kampf-Strukturen zu entwickeln. Arbeit heißt Arbeit an den eigenen Fähigkeiten. Arbeit bedeutet mitunter auch Therapie, zum Beispiel Sehtherapie, Atemtherapie, Bewegung, Licht oder Körperarbeit. Arbeit heißt Energie aufzubringen.

Hat jemand ausgeprägte Kampf-Strukturen, kommt er nur durch Arbeit in die Liebesfähigkeit. Bleibt er in der Kampf-Struktur und geht nicht in die Arbeits-Struktur, kann er seine Persönlichkeit nicht weiterentwickeln. Die Arbeits-Struktur hilft also, eine Ausgewogenheit zwischen Liebes- und Kampf-Strukturen zu entwickeln.

Manchmal steht der Klient im Konflikt, da er von seinen Eltern unterschiedliche Strukturen mitbekommen hat. Nehmen wir einmal an, der Vater eines Klienten lebte ihm die Struktur Kampf, die Mutter die Struktur Liebe vor. Man selbst hat eine eigene Strategie, ist jedoch durch die Eltern geprägt. Hier stellt sich für den Klienten die Frage: Wie bringt er seine eigene Strategie und die übernommenen seiner Eltern zusammen? Im Rahmen einer Sehtherapie kann ihm entsprechende Aufklärung und Unterstützung gegeben werden.

# Die systemische Sehtherapie

Um klarer zu sehen, genügt oft ein Wechsel
der Blickrichtung.
*Antoine de Saint-Exupéry*

## Wie bei den Ahnen so bei den späteren Generationen

Das Auge ist kein reiner Sehapparat, sondern ein Bestandteil des gesamten Körpers und der Psyche. Es spiegelt sich in jeder Zelle unseres Körpers – und umgekehrt. Das holistische Prinzip geht davon aus, dass in einem Teil das Ganze enthalten ist. Auf diesen Prinzipien funktionieren auch Fußreflexzonenmassage, Ohrakupunktur usw. In einem Blutstropfen finden wir alle Organe eines Menschen. Bekannt ist auch die *Iris-Diagnose*, nach der wir aufgrund eines Blickes ins Auge etwas über den Gesundheitszustand des Menschen erkennen können.

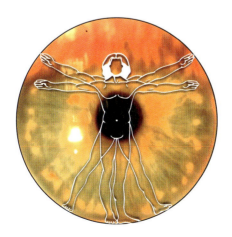

Wenig bekannt ist, dass wir auch andere Möglichkeiten haben, aufgrund unserer Augen etwas über uns und unsere genetische Linie/unsere Eltern zu erfahren, nämlich über die Diagnose der *Cornea* und *Netzhaut*. Diese hat in meiner Praxis und Therapie eine erhebliche Bedeutung.

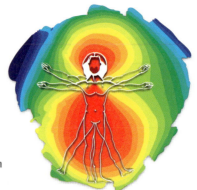

**Cornea-Aufnahme mit eingezeichnetem Menschen**

Auf der *Netzhaut* finden wir den ganzen Menschen, wie ein Embryo. Die Stelle des besten Sehens, die Makula – sichtbar als dunkler Fleck –, entspricht dem Kopf oder dem Gehirn. Die hier befindlichen Sehnervenzellen senden das Licht, verwandelt in elektrische Signale, ins Gehirn. Die deutlich sichtbaren Arterien und Venen entsprechen unserer Wirbelsäulenversorgung. Der helle Fleck, Papille oder »blinder Fleck« genannt, entspricht dem Bauchnabel, dem Nabelschnurbereich. Der Sehnerv ist so etwas wie die Nabelschnur des Auges ins Gehirn. Dieser Bereich repräsentiert unseren Magen mit Bauchspeicheldrüse, Leber und Galle. Störungen in diesem Bereich zeigen sich auf der Netzhaut. Unterhalb der Papille beginnt der Darmbereich. Hier sind die Sehzellen angeordnet, die für die energetische Belieferung unseres Gefühlsgehirns zuständig sind.

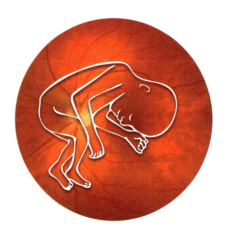

Das holistische Prinzip bezieht sich jedoch nicht nur auf den Mikro-, sondern auch auf den Makrokosmos. Das bedeutet, jeder einzelne Mensch ist quasi ein Hologrammteilchen der gesamten Schöpfung. Alles existiert nur im Rahmen solcher Beziehungen, alles unterliegt vielfachen Bedingtheiten. Alles ist mit allem verbunden. Wir tragen das Ganze in uns. Wir sind ein Teil des Ganzen.

## Gene als Erbinformation

### Die Programme auf Zellebene

Die Desoxyribonukleinsäure (kurz DNS, englisch DNA) ist die Trägerin der Erbinformation. Über die DNA werden die Erbanlagen der Eltern und Großeltern dominant vererbt. Das bedeutet, dass in jeder einzelnen Zelle die Programme der Ahnen enthalten sind. Auf dem DNA-Strang befinden sich die Gene, welche den Bauplan enthalten, nach dem der neue Körper erstellt werden soll. Bildlich gesprochen symbolisiert die DNA den Bauplan eines Architekten für die Erstellung eines neuen Hauses.

Im Normalzustand ist die DNA in Form einer Doppelhelix organisiert. (Ausnahme: Die Eizellen der Frau und die Samenzellen des Mannes enthalten lediglich einen einfachen statt einen doppelten DNA-Strang.) Jeder Abschnitt auf der DNA hat mit einem speziellen Thema zu tun, zum Beispiel Riechen, Schmecken, Sehen usw. Jeder Abschnitt auf der DNA kann blockiert, teilblockiert oder frei verfügbar sein.

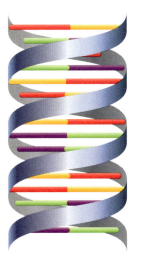

Blau/Grau: Phosphatrückgrat

Basen:
Hellgrün: Adenin
Violett: Thymin
Rot: Guanin
Gelb: Cytosin

Die DNA enthält die Gene, die die Information für die Herstellung der Ribonukleinsäuren RNA (im Deutschen auch RNS genannt) enthalten. Die RNA entspricht den Bauhandwerkern, welche den Plan umsetzen.

Eine DNA kann *defekt* oder *blockiert* sein.

» Defekte in der DNA können entstehen durch Vererbung, Alkohol, Drogen, Umweltschäden (zum Beispiel Strahlungen), Vergiftungen (zum Beispiel Nervengifte).
» Blockaden in der DNA entstehen durch traumatische oder extrem stressende Situationen.

Wenn in der DNA ein genetischer Defekt oder eine Blockade vorhanden ist, führt dies dazu, dass die Anweisungen, die von den Genen ausgehen, fehlerhaft sind, so als wenn die Blaupause des Architekten einen Fehler enthielte. Die RNA enthält deshalb eine falsche Information und die Anweisungen können nicht optimal ausgeführt werden. Chemisch zeigt sich dies darin, dass das für den jeweiligen Prozess benötigte Protein nicht oder unvollständig gebildet wird, das heißt, unvollständige oder gebremste Information blockiert die optimale Gestaltung des Körpers.

Anders ausgedrückt: Hat ein Handwerker keine Lust, auf die Leiter zu steigen, um das Dach zu decken, weil er Angst hat oder weil er die Botschaft nicht verstanden hat, dann entsteht ein Haus, in das es hineinregnet.

Ein Trauma oder extremer Stress in einer früheren Generation kann sich als Geburtsfehler beim Neugeborenen niederschlagen, zum Beispiel in Form eines Herzfehlers, einer Organschwäche etc. Dies bedeutet, dass oftmals, wenn wir chronische Organschwächen oder Krankheiten bei einem Menschen vorfinden, wir die Lösung und damit die Heilungschance im Genetischen, das heißt auch bei den Vorfahren finden – und ggf. durch systemische Therapie behandeln können.

Die Eizelle der Frau enthält alle Erbinformationen *ihrer* Eltern. Die Samenzelle des Mannes enthält alle Erbinformationen *seiner* Eltern. Bei der Zeugung treffen die DNA-Stränge beider Eltern aufeinander. Die DNA des neuen Lebewesens besteht also aus zwei Strängen, wobei ein Strang die Programme vom Vater und der andere Strang die Programme der Mutter enthält.

Wenn ein Teil des Genstrangs von einem der beiden Eltern defekt oder blockiert ist, kann es sein, dass sich dies beim späteren Kind nicht oder erst im späteren Leben auswirkt. Es gibt auch den umgekehrten Fall: Ein genetischer Defekt oder eine genetische Blockade ist zwar bei einem Elternteil vorhanden, ist dort aber nicht in Erscheinung getreten. Nun trifft dieser Defekt oder diese Blockade auf eine ähnliche Disposition im selben Genabschnitt des anderen Elternteils und beim Kind zeigt sich dies als körperliche oder geistig-seelische Belastung oder Störung.

Die genetischen Ursachen der Belastung oder Störung reichen oftmals mehrere Generationen zurück. Deshalb ist es wichtig, bei der Sehtherapie genauer herauszufinden, wo die Ursache der genetischen Belastung liegt. Ein Vorteil der systemischen Sehtherapie ist, dass mit ihr diese Ursache oftmals unmittelbar an der Netzhaut-Aufnahme zu erkennen ist und sich deren Analyse in vielen Praxisfällen bewahrheitet hat. Auch die Cornea (Hornhaut) gibt Aufschluss über genetische Dispositionen. Dies geht sogar so weit, dass sich Verhaltensmuster der Eltern in der Cornea niederschlagen. Das »Gespräch mit dem Einzelauge« ermöglicht es, die Hintergründe von übernommenen oder erworbenen Sehproblemen tiefer zu verstehen.

In dem Zusammenhang stellt sich die Frage, was extrem unterschiedliche Elternprogramme auf der Zellebene bedeuten können. Wenn zum selben Thema beide Elternerbanteile unterschiedliche Reaktionsweisen zeigen, steht der Klient in einem Konflikt: Es kommt ein Signal an die Proteinhülle, wird durchgelassen, der DNA-Strang des Vaters öffnet sich der Information und der DNA-Strang der Mutter blockiert sie (bzw. umgekehrt).

Sinnbildlich wird der Konflikt der Eltern zu dem Thema schon innerhalb der Zelle ausgetragen. Die Bildung des Proteins wird gestört, da einige Signale zur Erstellung der Bausteine (Aminosäuren) vom blockierten Genstrang nicht freigegeben werden. Der Betroffene fühlt sich in diesem Thema zerrissen, blockiert, im Entscheidungskonflikt und kann nicht frei handeln.

## Wie wirken sich genetische Blockaden oder Defekte auf spätere Generationen aus?

» Genetische Blockaden oder Defekte können sich vor, während oder nach der Geburt eines Menschen zeigen.
» Manche Blockaden oder Defekte zeigen sich erst später, wenn ein Lebensthema auftaucht, das mit ihnen in Resonanz steht.
Beispiel: Das Kind eines Alkoholikers kommt auf die Welt, scheint sich ganz normal zu entwickeln. Mit 30 Jahren kommt dieser Mensch in eine Lebenskrise und beginnt Alkohol oder Drogen zu konsumieren. Ein solches Verhalten zeigt sich immer wieder, auch dann, wenn das Kind den Vater nie kennengelernt hat. Es ist also eindeutig genetisch bedingt.
» Es gibt auch Blockaden oder Defekte, die scheinbar an einer Generation vorübergehen, aber unbemerkt an die nächste Generation weitergegeben werden und dort in Erscheinung treten.
Beispiel: Die Mutter hat den Gendefekt der Bluterkrankheit, erkrankt selbst nicht daran, gibt ihn aber an ihren Sohn weiter.
» Es gibt nicht nur einen physischen, sondern auch einen feinstofflichen Körper. Dies ließ sich beispielsweise durch die Aura-Fotografie nachweisen. Genetische Defekte und Blockaden drücken sich nicht nur im physischen, sondern auch im feinstofflichen Körper aus. So kommt es vor, dass aufgrund der Vererbung jemand emotional oder mental blockiert ist.

Die erebten (bzw. durch Erziehung und sonstige Erfahrungen erworbenen) Verhaltens-, Denk- und Gefühlsmuster prägen unser Leben positiv wie negativ. Aus den unterschiedlichsten Gründen heraus war es unseren Eltern oftmals nicht möglich, die eigenen Blockaden zu überwinden und das in ihnen verborgene Potenzial zu leben.

Je nach Persönlichkeitsstruktur gehen die Menschen mit ihrer genetischen »Mitgift« ganz unterschiedlich um:

Der eine wird, weil er eine hohe Ich-Stärke hat, übernommene, aber vielleicht leidvolle Programme wegdrücken und seine eigenen Muster leben. Es kostet allerdings viel Energie, die übernommenen Verhaltensmuster von Vater und Mutter in sich zu unterdrücken. Verdrängung mag im jungen Erwachsenenalter noch gut gelingen. Spätestens im Zuge der Midlife-Crisis reichen die vitalen Energien jedoch nicht mehr aus, um die Verdrängung aufrechtzuerhalten. Für viele Menschen ist dies der Zeitpunkt, zu dem sie in die Therapie kommen. Sie erkennen jetzt, dass in ihrem Leben etwas geändert werden muss. Unterdrückung kann also auf lange Sicht niemals in die Freiheit führen.

Ein Mensch mit einer eher schwach ausgeprägten Ich-Struktur erlebt die belastenden Programme sehr viel früher als leidvolle tägliche Normalität. Er sucht oftmals bereits in relativ jungen Lebensjahren nach einer therapeutischen Unterstützung oder kapituliert vor der Flut der Probleme.

Beide stehen aber irgendwann vor der Frage: Wie kann ich die leidvollen Programme transformieren? Wie kann ich mein Potenzial leben bzw. wiedergewinnen? Erst wenn wir uns diesen Fragen aufrichtig stellen, sind wir bereit für den Weg zur wahren Freiheit.

# Systemische Therapie

> Die Härte in den Herzen der Eltern, die durch eigene Traumata
> oder jene der Großeltern entstanden sind,
> schränkt die Beweglichkeit der Seele der Kinder ein.
> Hunter Beaumont

Während die frühe Psychologie um Freud, Adler und Jung die Analyse des einzelnen Menschen zum Gegenstand hatte, ging man beginnend von den 1970er-Jahren mehr und mehr von transpersonellen Zusammenhängen für körperliche, geistige und seelische Belastungen aus. Das Bezugssystem des Klienten wurde um frühere Generationen erweitert. Hierbei wurde der Klient als Symptomträger für eine Problematik, die sich im Gesamt-Familiensystem befindet, betrachtet (sinnbildlich: das schwächste Glied innerhalb einer Kette). Man ging von der Erkenntnis aus, dass schwerwiegende Belastungen sich generationsübergreifend im Körper-Energie-System späterer Generationen niederschlagen. Diese Erkenntnis bildete das Fundament der systemischen Therapie.

Die systemische Therapie erwies sich mehr und mehr als wertvolles Instrument, das systemische Zusammenhänge und interpersonelle Beziehungen in einem Familiensystem als Grundlage für die Diagnose und Therapie von seelischen Beschwerden und interpersonellen Konflikten betrachtet. (»Das Ganze ist mehr als die Summe seiner Teile.«) Biografische Muster und transgenerationale Problemstellungen werden hierbei in einen Zusammenhang gebracht und einer Lösung zugeführt.

Am 14. Dezember 2008 hat der Wissenschaftliche Beirat Psychotherapie die systemische Therapie auch in Deutschland als wissenschaftlich anerkannt eingestuft. In Österreich und in der Schweiz erfolgte die wissenschaftliche Anerkennung schon in den 1990er-Jahren.

### Eltern-Annahme in der systemischen Therapie

Unabhängig von der genetischen Disposition hat die Art und Weise, wie der Betreffende in sein Familiensystem integriert ist, Auswirkungen darauf, wie die mitgegebenen genetischen Anlagen zum Tragen kommen. Wird beispielsweise der Vater von einem Klienten leidenschaftlich abgelehnt, so wird automatisch auch das genetische Programm der väterlichen Linie nur unzureichend geöffnet. Dies bedeutet, dass das Potenzial der väterlichen Linie nur bedingt zur Entfaltung gebracht wird: »Dich will ich nicht! So will ich nicht werden!« Durch diese Ablehnung wird unbewusst eine Entscheidung getroffen, auf welche Ressourcen man (nicht) zurückgreift. In unserem Beispiel bedeutet dies, dass möglicherweise die Programme der mütterlichen Linie verstärkt gelebt werden und man sich daher einseitig entwickelt und nicht sein gesamtes Potenzial wahrnimmt.

In meiner Arbeit als Augenoptikerin wurde mir klar, warum so viele Sehprobleme ohne dieses Wissen nicht lösbar waren. Die Bemühungen um das Herstellen der besten Sehleistung müssen scheitern, wenn unbewusste Ablehnungen das Hinschauen behindern. Wir wollen die Sehleistung verbessern – und der Klient will genau das (unbewusst) nicht. In der Konsequenz werden Kurzsichtige immer kurzsichtiger, Winkelfehlsichtigkeiten entstehen und Augenkrankheiten können sich entwickeln. Der Klient selbst entscheidet durch seine Haltung/Einstellung, wie er mit den Programmen seines Vaters, seiner Mutter oder beider Elternteile und deren Ahnen umgeht.

### Die Ordnung der Liebe

Zusätzlich zur Ehrung der beiden Eltern gibt es systemische Gesetzmäßigkeiten, welche nach Bert Hellinger »Ordnung der Liebe« genannt werden. Die Erfahrungen mit der systemischen Therapie zeigen, dass Belastungen bei einem Klienten gelöst werden können, indem das Gesamtfamiliensystem in die Ordnung der Liebe gebracht wird. Wenn sich der Klient im Rahmen einer systemischen Therapie positiv verändert, wirkt dies auch positiv auf das gesamte Familiensystem zurück, in das er eingebettet ist. Die genetisch mitgegebenen Ressourcen können sich entfalten – das Familiensystem selbst beginnt zu gesunden. Wenn der Klient heil wird, hat dies auch heilenden Einfluss auf seine Ahnen und Nachkommen sowie auf sein Umfeld.

## Systemische Prinzipien in der Sehtherapie

Als ich bei der Internationalen Konferenz für ganzheitliches Sehen in Zürich im Jahr 2003 die Zusammenhänge von Sehschwäche/Augenerkrankungen und dem Familiensystem meiner Klienten darstellte, war dieser Ansatz noch weitgehend unbekannt.

Die systemische Sehtherapie ist auch heute noch ein relativ junger Zweig innerhalb der systemischen Therapie. Sie beschäftigt sich damit, welche familiären Hintergründe und Ereignisse für eine Sehschwäche verantwortlich sind. Dies bedeutet, dass der Klient sich in die Themen seiner Herkunftsfamilie hineinfühlt und die Ängste, die Belastungen, den Stress und ggf. die Traumatisierung seiner Vorfahren versteht, sie annimmt und löscht.

Erstarren Persönlichkeitsanteile unserer Vorfahren, wirkt sich dies blockierend auf die Folgegenerationen aus. Oftmals zeigen sich die Verletzungen, Schocks und Gewalterfahrungen, die unsere Vorfahren beispielsweise im Krieg oder auf der Flucht erleben mussten, aber auch frühkindliche Trennungen, Todesfälle und Bindungsstörungen in den Augen unserer Klienten.

Wir können in dem Zusammenhang Augenerkrankungen als einen Versuch verstehen, Spannungen aus einem Familiensystem auszugleichen bzw. zu kompensieren: Durch Einschränkung der Sinneswahrnehmung, insbesondere der Augen, versucht das Körper-Energie-System alles, um nicht mehr an belastende Situationen der Vergangenheit erinnert zu werden. Der Volksmund sagt: »Ich kann das nicht mehr mit anschauen!« Was nicht im Bewusstsein durchlebt werden kann, tritt als Symptom in Erscheinung, um auf sich aufmerksam zu machen.

Die nicht aufgearbeiteten, belastenden Erlebnisse unserer Eltern hatten deren Leben geprägt und zu bestimmten Verhaltensmustern geführt. Diese Muster werden uns nicht nur genetisch mitgegeben, wir werden auch gemäß dieser

Prägung erzogen. Damit gestaltet sich unser Leben, beeinflusst durch diese Prägungen. So binden verdrängte traumatisierende Erlebnisse des Klienten und seiner Vorfahren nicht nur Anteile seiner Persönlichkeit, sondern machen sich auch in den Augen als Sehschwäche oder Augenerkrankung bemerkbar.

Unabhängig vom genetischen Erbe konditioniert das Verhalten der nahestehenden Bezugspersonen insbesondere in der frühen Kindheit das heranwachsende Energiesystem. Ein Erklärungsmodell für diese Prägungen ist die Theorie der Spiegelneuronen: Das, was die Kinder bei ihren Eltern bewusst wie unbewusst beobachten, wird über sogenannte Spiegelneuronen in ihrem Inneren so abgebildet, als wenn *sie selbst* die ausführenden Bezugspersonen wären. Gerade in der Anfangsphase des beginnenden Lebens reagieren Kinder wie innere Seismografen, welche die bewusste und unbewusste Alltagswirklichkeit der Eltern widerspiegeln. Die Kinder befinden sich zu der Zeit in einer besonders empfindlichen Prägephase, vergleichbar mit heißem und deshalb leicht formbarem Wachs, das später festere Konturen annimmt.

Besonders problematisch wird es, wenn ein Kind entweder einen Elternteil leidenschaftlich ablehnt und ihm beispielsweise nicht verzeihen kann oder auch wenn ein Kind mit einem Elternteil symbiotisch verschmolzen ist. Das Kind leidet dann quasi mit, manchmal sogar für den betreffenden Elternteil, und ist so nicht frei dafür, sein eigenes Leben anzupacken. Das von der Mutter oder dem Vater übernommene Symptom wird dann zur bevorzugten Möglichkeit, dem natürlichen Bedürfnis des Kindes nach elterlicher Bindung nachzukommen: »Schau, Vater/Mutter, ich bin wie du, ich leide ebenfalls ...«

Krankhafte Symbiose und Ablehnung halten gleichermaßen das Ungelöste, welches aus dem Familiensystem übernommen wurde, aufrecht.

Unverträglichkeiten innerhalb eines Familiensystems, insbesondere zwischen Vater und Mutter, kreieren Spannungen in den Augen der Folgegenerationen. In besonderem Maße spiegeln sich erlittene Traumata im Auge, und zwar sowohl eigene Traumata wie auch solche, welche die Generationen vor uns durchlitten haben.

Gerade die Bereiche, in denen bei den Eltern Gefühle verdrängt und Informationsinhalte abgespalten werden, üben auf das Unbewusste des Heranwachsenden besondere Faszination aus: Hier ist Lebendigkeit und Emotion zu spüren. Aus dem Grund schwingt sich das Kind oftmals auf die verdrängten Inhalte, Gefühle, aber auch Problematiken seiner Eltern ein.

Die Strategie, Unangenehmes unter den Teppich zu kehren, sorgt also leider für die Aufrechterhaltung ungesunder Muster, während ein offener Umgang, ein offenes Betrauern und Ehren des Vorgefallenen eher befreiend auf die Folgegenerationen wirkt.

## Zusammenhänge erforschen

Die Augenprüfung dient uns in der Sehtherapie als Hinweis darauf, wo eventuelle Problemfelder liegen, und unterstützt uns darin, den Klienten auf einer tieferen, seelischen Ebene zu seiner eigenen Heilwerdung zu begleiten. Das, was im eigenen Leben oder im eigenen Familiensystem ungelöst ist, kann benannt werden.

Bei einem Symptom müssen wir uns stets fragen:

» Was will ich (bzw. ein Mitglied aus meinem System) nicht sehen?
» Wozu ist es gut, dass ich (bzw. ein Mitglied aus meinem System) bei bestimmten Entfernungen schwach oder gar nicht sehe?

Wie beim Märchen »Rumpelstilzchen« verschwinden oftmals Symptome dadurch, dass ihre Ursache erkannt, benannt und geehrt wird. Die Ehrung der Schutzfunktion des Symptoms ist wichtig, denn nur was geehrt wird, kann sich lösen. Wir können es so sehen: Das Auge opfert sich, damit der Klient vom Zwang befreit wird, bei scheinbar Unerträglichem »hinzuschauen«. Im Laufe einer Sehtherapie lernt der Klient, mit Spannungen und Emotionen bewusst umzugehen und diese ggf. zu erlösen. Das Symptom hat dann seine Aufgabe, auf ein ungelöstes Thema aufmerksam zu machen, erfüllt und kann – im Zuge des weiteren Therapieprozesses – gehen.

Indem der Klient die systemischen Zusammenhänge seiner Sehschwäche erkennt und durch die Kraft des Mitgefühls wandelt, erzielt er in vielen Fällen eine deutliche Verbesserung der Sehleistung. Darüber hinaus erlebt er eine immer stärkere Selbstbefreiung. Seine Gefühlsklaviatur wird im Leben frei verfügbar.

Körperlich zeigt sich dies in einer immer stärkeren Vitalisierung des Körpers. Die körpereigenen wie die körperfremden Energien können besser aufgenommen bzw. prozessiert werden: Die Organe – zum Beispiel die Augen – erhalten die Energien und Information, die sie brauchen, und beginnen zu gesunden. Das sich daraus ergebende Lebensgefühl ist für einige meiner Klienten nahezu unbeschreiblich. Ein Klient drückte dies so aus: Er fühle sich wie neugeboren.

Indem der Klient lernt, mit seinen eigenen seelischen Verletzungen und denen seiner Vorfahren bewusst und liebevoll umzugehen, gibt er diese Heilungsenergie an seine Kinder weiter. Seine Sicht auf seine Kinder verändert sich: Er beginnt seine Kinder mehr und mehr so zu sehen und zu erkennen, wie sie (gemeint) sind, statt seine eigenen Themen auf sie zu projizieren. Die selbst erlebte Befreiung kommt auch diesen Kindern zugute, die mehr und mehr sein dürfen, wie sie (gemeint) sind. Zugleich heilen wir durch therapeutische Arbeit an uns selbst auch unsere Ahnen-Generationen.

### Angst, Unbehagen und Unlustgefühle souverän durchschreiten

Wie wir bereits gesehen haben, kann es im Rahmen einer Sehtherapie vorkommen, dass wir mit Angst, Unbehagen und Unlustgefühlen konfrontiert werden. In solchen Fällen weichen wir naturgemäß davor zurück. Dahinter steckt eine Instanz in uns, welche die positive Absicht hat, uns vor leidvollen Erfahrungen zu schützen. Dies hat allerdings zwei Nachteile:

» Das Trauma bleibt erhalten und vermindert unsere Lebensentfaltung.
» Wir kommen nie zu der Erfahrung, wie es sich anfühlt, ein Trauma zu durchschreiten und hinter sich zu lassen.

Das Durchschreiten eines Traumas kann im Rahmen einer therapeutischen Begleitung erfolgen. Der Therapeut ist – im Gegensatz zum Klienten – mit dem Prozess der Trauma-Befreiung vertraut und kann dieses grundlegende Vertrauen seinem Klienten weitergeben.

### Trauma und Sehprobleme

Der Traumaforscher Peter Levine* beobachtete in der freien Wildbahn, dass Tiere nach einem belastenden Erlebnis ihre Spannungen durch Zittern, Bewegungen und heftiges Atmen abbauen. Beim Menschen wird diese instinktive Reaktion jedoch meist von höheren Funktionen kontrolliert oder gar verhindert, die von der Hirnrinde ausgehen. Der Organismus reagiert jedoch wegen des blockier-

---

\* Peter A. Levine: *Trauma-Heilung: Das Erwachen des Tigers. Unsere Fähigkeit, traumatische Erfahrung zu transformieren,* Essen: Synthesis, 2. Aufl. 1999

ten Alarmzustandes weiterhin auf die Bedrohung der Vergangenheit, weil diese noch nicht zum Abschluss gekommen ist.

Levine konnte in Forschungen nachweisen, dass ein Trauma nicht durch das Ereignis an sich ausgelöst wird. Vielmehr ist es die zur Bewältigung der traumatischen Situation im Nervensystem aufgebaute Aktivierungsenergie, welche, wenn sie nicht abgebaut wird, das Körper-Energie-System des Betroffenen nachhaltig belastet. »Ein Trauma entsteht, wenn die an sich natürliche und vom Instinkt ausgelöste Immobilitätsreaktion nach einer extremen Bedrohung zu lange anhält.« (Peter Levine)

Die vom Körper im Alarmzustand bereitgestellte Überlebensenergie ist im Nervensystem eingefroren. Ein Teil des Körper-Energie-Systems bleibt im Alarmzustand und gibt diese Belastung an die Folgegenerationen weiter. Ein anderer Teil des Menschen versucht im Alltag zu »funktionieren«, so gut es geht.

Gelingt es im Rahmen einer Sehtherapie, die eingefrorene Energie zu lösen und den Reaktionszyklus zum Abschluss zu bringen, stellt sich oftmals eine deutliche Verbesserung der Sehleistung und zugleich des eigenen Lebensverständnisses ein.

## Die praktische Durchführung der therapeutischen Arbeit

Nachfolgend sind die drei Schritte beschrieben, durch die ich meine Klienten sehtherapeutisch begleite. Ich unterscheide zwischen Sehübungen auf der äußeren Ebene und Sehübungen auf der inneren Ebene. Äußere Ebene: Lösung von Muskelblockaden und Verspannungen, sodass das Auge beweglich wird durch verschiedene Sehübungen. Innere Ebene: Psychotherapeutische Interventionen.

Ich beginne mit der äußeren Ebene. Nur wenn das Auge frei und beweglich ist, können wir auf der inneren Ebene etwas in Bewegung bringen. Würden wir zuerst mit der inneren Ebene arbeiten, ohne dass die äußere Ebene gelockert ist, würden wir den Klienten unter Druck setzen, ohne dass er die Möglichkeit hat, neue Wege zu gehen.

Der allererste Schritt ist die Anamnese. Wobei hier möglichst viele Fakten gesammelt werden über die Beschaffenheit der Augen. Aufnahmen der Hornhaut und der Netzhaut geben schon viele Hinweise. Die Sehleistung des Einzelauges und eventuelle Abweichungen beim beidäugigen Sehen, Bewegungsmuster und die Familiengeschichte sowie eine eventuelle Sehgeschichte fließen in die Anamnese mit ein. Danach erfolgt die Therapie.

## 1. Vorbereiten

Durch ein gezieltes Training der Augenmuskulatur werden geschwächte Muskeln gestärkt und verspannte Muskeln gelockert.

## 2. Erkennen

Blockaden, seelische Verletzungen und traumatische Ereignisse sind häufig nicht in unserem Tagesbewusstsein, sondern ins Unbewusste verdrängt. Diese Überlebensstrategie ermöglicht es uns, im Alltag normal zu funktionieren, kostet uns aber wertvolle Lebensenergie und determiniert unbewusst unser Leben.

Nichts geht in diesem Universum verloren, keine Erfahrung, weder positiv noch negativ. Es ist eine menschliche Eigenschaft, Schmerz zu vermeiden, und so wird die Leiderfahrung ins Unbewusste verdrängt. Verdrängen führt zu Leid und unausweichlich zur Erkrankung von Körper und Seele.

Mithilfe von Sehübungen können wir die Überlebensstrategie des Verdrängens aushebeln und so Zugang zu den Erlebnissen bekommen, die der Klient ins Unbewusste verdrängt hatte. Was unbewusst war, kann bewusst und der Erlösung zugeführt werden. Wir bringen gemeinsam Licht ins Dunkle! Damit beginnt Heilung.

Diese Sehübungen sollten mit einem erfahrenen Sehlehrer und Psychotherapeuten durchgeführt werden. Es ist für den Therapieerfolg wichtig, dass der Klient bei der Ausführung der Übungen die Eigenkontrolle loslässt und sich dem Therapeuten anvertraut. Nur mithilfe des Therapeuten kann er die therapierelevante Blickrichtung einnehmen, halten und so Zugang zu seinen seelischen Verletzungen und Blockaden bekommen. Ansonsten wird er die alten Verhaltensmuster und die bisherige Überlebensstrategie (Schutz der Seele) aufrechterhalten. Das Unbewusste wird in diesem Falle versuchen, sich zu schützen, um Schmerz zu vermeiden, was aber die Heilung behindert.

## 3. Auflösen

Um eine Blockade zu lösen, ist es notwendig, dass der Klient mit seinem heutigen Bewusstsein noch einmal in das damalige Erlebnis geht. Das Ereignis findet quasi noch einmal statt, aber jetzt in einer geschützten Atmosphäre an der Seite eines erfahrenen und mitfühlenden Therapeuten. Der Therapeut begleitet den Klienten auf dieser Reise in die Vergangenheit. Der Klient geht an die Stelle zurück, wo das Trauma entstanden ist.

Bei der Arbeit mit der inneren Ebene nehmen wir zu den Augenübungen unser Bewusstsein hinzu und erhalten so Zugang zu unserer genetischen Datenbank. Wie wir bereits im vorangegangenen Kapitel gesehen haben, beinhaltet diese unsere Erfahrungen und unser Erleben aus diesem Leben und die unserer Eltern und Großeltern.

Jetzt wird die Situation verwandelt, indem der Klient mit dem Bewusstsein von heute eine Änderung einleitet. Um traumatische Situationen aufzulösen, ist es erforderlich, dass der Klient die Fähigkeit von Liebe und Mitgefühl zum Beispiel für seine Mutter oder seinen Vater entwickelt. Damit verändern sich die Situation und damit auch die möglichen Konsequenzen. Von dieser damaligen Situation ausgehend, hat der Klient eine andere Zukunft gestaltet, die heute Gegenwart ist. Die neuen Erkenntnisse führen zu einem freieren Leben.

Das Vertrauen des Klienten in die Kompetenz des Therapeuten als Wegbegleiter und die tief begründete Hoffnung, dass der Therapeut Zugang zu einem befreiten Zustand hat, fördern im Klienten die Bereitschaft, sich zu öffnen und in den Prozess zu gehen. Die entscheidenden Schritte muss jedoch der Klient selber vollziehen.

In vielen Fällen erfolgt die Therapie auch im nicht sprachlichen Bereich: über Lichtimpulse unterschiedlicher Farben und Intensität. Der Zugang zu den Chakren ist hier für viele Klienten erst möglich.

Entscheidend bei der von mir entwickelten systemisch integrativen Sehtherapie ist die Separierung der einzelnen Elternanteile: das Therapiegespräch nur mit dem Mutter- oder nur mit dem Vaterauge zu führen – wie im wahren Leben. Will man etwas am System (der Eltern) ändern, muss man analytisch vorgehen und beide getrennt befragen. Dieselbe Situation, dasselbe Ereignis wird bekanntermaßen von jedem häufig völlig unterschiedlich wahrgenommen und bewertet.

## Warum wirken sich Erfolge in der Sehtherapie auf die DNA unserer Vorfahren und Nachkommen aus?

Die Wissenschaft nennt das den Schmetterlingseffekt. Damit ist die Tatsache bezeichnet, dass innerhalb von Systemen kleine Ursachen große, meist unvorhersehbare Wirkungen haben können. Der Schlag eines Schmetterlingsflügels im Amazonas-Urwald kann einen Orkan in Europa auslösen. Dem Schmetterlingseffekt liegt zugrunde, dass komplexe, verbundene Systeme so empfindlich aufeinander reagieren – auf kleinste Veränderungen, auf geringfügigste Nuancen –, dass sie ein ganzes System vollständig und mächtig verändern können.

Im Film *Butterfly Effect* reist Evan Treborn (alias Ashton Kutcher) mithilfe seiner alten Tagebücher in die Vergangenheit. Er versucht in seiner Vergangenheit Dinge zu verbessern, die er damals versäumt hat. Dadurch ändert sich jedes Mal seine gesamte Gegenwart und auch Zukunft. Genau dies geschieht auch in meiner Sehtherapie: Indem der Klient in der Gegenwart etwas verändert, ändert sich nicht nur seine Zukunft, sondern auch seine Vergangenheit – und die seiner Ahnen. Um dies zu bewirken, reise ich mit dem Klienten oftmals in die Vergangenheit, zurück zu dem Zeitpunkt, der als Ursache für das heute Erlebte fungiert.

## Wie sich genetische Belastungen auflösen

Wie schon ausgeführt, sind wir genetischen Blockaden nicht ausgeliefert, sondern können sie mittels Sehtherapie lösen, sodass die blockierten Erbinformationen nicht an die nächsten Generationen weitergegeben werden müssen. Wenn die Sehtherapie anschlägt, lösen sich oftmals nicht nur die emotionalen und mentalen Belastungen meiner Klienten, sondern der physische Körper spiegelt die positive Veränderung ebenfalls wider, was sich insbesondere in einer Veränderung der Sehfähigkeit zeigt.

Aufgrund der Erfolge meiner Sehtherapie in Bezug auf genetische Blockaden fragte ich mich, ob es dafür eine wissenschaftliche Erklärung gibt. Im Jahr 2004 traf ich den Biophysiker Fritz A. Popp auf einem Seminar in München. Seine Forschungen bestätigten mir, dass die übergeordnete Steuerungsfunktion des Menschen nicht allein auf hormonbiologischer oder chemischer Ebene zu finden ist, sondern dass das Licht unseren genetischen Code steuert und in Gang setzt.

Eine weitere Bestätigung erhielt ich durch die Arbeit von Bruce Lipton. Der amerikanische Biologe widerlegt die These, dass allein unsere Gene und die DNS unser Leben unveränderlich bestimmen. Unsere Gene sind eine Art Datenbank. Manche Daten stehen uns frei zur Verfügung und andere sind blockiert. Bruce Lipton beschreibt, dass nicht die DNA selber, sondern schon die schützende »Proteinhaut«, welche die DNA umgibt, dafür verantwortlich ist, was durchgelassen wird und damit aus der »Blaupause« der DNA aktiviert wird. Unsere Proteinhaut wird durch die Umwelt, die uns umgibt, ständig in irgendeiner Form beeinflusst. Dies kann sich für die Entfaltung unserer Potenziale sowohl hilfreich als auch blockierend erweisen. Die Oberhoheit hat aber letztendlich unser Geist, da dieser bereits im Vorfeld beeinflussen kann, welcher Umwelteinfluss uns erreicht und in welcher Form er an unser System weitergereicht wird. Das bedeutet, dass wir mithilfe unserer Gedankenenergie, Glaubenssatzarbeit etc. unseren Körper und unser Schicksal beeinflussen und verändern können.

Die Ergebnisse in meiner Sehtherapie erkläre ich mir wie folgt: Blockierte DNA-Abschnitte werden in der Therapie encodiert (freigeschaltet). Dadurch kann der Klient in einen intensiven emotionalen Prozess gehen und die bisher eingekapselte Energie wird frei. Als Endergebnis erhält der Klient mehr Freiheit und Energie. Die Energie, die bisher für die Unterdrückung der Programme verwendet wurde, steht jetzt für die praktische Lebensbewältigung zur Verfügung. Dies hat Auswirkungen auf die Generationen vor und nach uns. Mit der Entscheidung, wie viel Energie ich der DNA zur Verfügung stellen kann, bediene ich gleichzeitig die schon erwähnten vererbten Grundstrukturen meiner Ahnen: Arbeit, Kampf und Liebe.

Die Verbundenheit von allen Wesen, insbesondere von Eltern und Kindern, ist aus der systemischen Therapie nach Bert Hellinger bekannt. Eine uns allen innewohnende heilende Kraft führt zu Lösungen, die zum Wohle aller sind. Wo Liebe und Mitgefühl fließen, kann Heilung entstehen. Verändern wir uns, verändern sich plötzlich auch die Menschen um uns herum. Und so begegnet uns die Qualität des Einlassens, des Fühlens und die Entwicklung von Mitgefühl als Lösungsschema in der Sehtherapie immer wieder.

# Besonderheiten meiner systemischen Sehtherapie im Vergleich zu Familienaufstellungen

Da ich in meiner Praxis stets mit der generationsübergreifenden Einbettung des Klienten in seinem familiären Feld (Familiensystem) arbeite, handelt es sich bei meinem Ansatz um eine *systemische* Sehtherapie. Meine Praxiserfahrung zeigt mir, dass Heilungsprozesse meiner Klienten sogar genetische Blockaden bei den Eltern- und Großeltern-Generationen meiner Klienten lösen können, obwohl diese während der Sehtherapie physisch gar nicht anwesend waren.

Üblicherweise werden im Rahmen von Familienaufstellungen Stellvertreter ausgewählt, welche zum Beispiel die Eltern des Klienten repräsentieren. Über die Spiegelungsfunktion werden systemische Zusammenhänge erkannt und bearbeitet.

In meiner Sehtherapie schaffe ich einen unmittelbaren Zugang zum Familiensystem des Klienten, indem ich ein Auge abdecke und ihn direkt mit dem Namen seines Vaters oder seiner Mutter anspreche. Der Klient macht die erstaunliche Erfahrung, wie sein Vater oder seine Mutter aus ihm spricht und die Themen, die im Rahmen der Sehtherapie zu bearbeiten sind, darlegt. Das Geheimnis liegt darin, dass ich eben diese Themen im Klienten anspreche. Die Arbeit mit dem Einzelauge (siehe Seite 73 ff.) ist eine Entdeckung, die ich in dieser Form noch nicht vorgefunden habe.

In den nachfolgenden Kapiteln möchte ich beschreiben, auf welchem geistigen Gedankengut meine Arbeit beruht, wie ich dabei vorgehe und welche Konsequenzen sich daraus ergeben.

## Die Heilkraft von Vergebung und Mitgefühl für unsere Ahnen

Über unsere Erbanlagen werden die Ressourcen unserer väterlichen und mütterlichen Linie hinterlegt. Wenn wir jedoch unsere Eltern ablehnen (bewusst oder unbewusst), versperren wir uns zugleich deren genetischen Potenzialen. Deshalb ist – systemisch gesehen – die (möglichst) bedingungslose Annahme beider Elternteile wichtig für unsere Gesundheit, unseren Erfolg und unsere geistig-seelische Entwicklung. Dies bedeutet nicht, dass wir alles gut finden müssen, was unsere Eltern getan oder wie sie sich uns gegenüber verhalten haben, sondern dass wir ihnen in einer Haltung von mitfühlender Akzeptanz begegnen.

Meine ganzheitliche Sehtherapie geht einher mit der Entwicklung von Liebe und Mitgefühl – ohne die kein wirklicher Therapieerfolg, keine Reduzierung der Kurzsichtigkeit, keine Verbesserung des Sehens oder auch keine Verbesserung bei Augenerkrankungen möglich ist. Um therapeutisch zu helfen, brauchen wir Mitgefühl, damit wir den Klienten verstehen. Verstehen können wir ihn nur mit dem Herzen.

Jedes Verhalten hat seine Geschichte, und es liegt nicht an uns, darüber zu urteilen. Mitgefühl kann uns helfen, uns den Potenzialen und hilfreichen Energiezuflüssen unserer genetischen Linien zu öffnen. Um Mitgefühl zu entwickeln, müssen wir verstehen, dass die Menschen aus Unwissenheit eine Vielfalt von ich-bezogenen Handlungen ausführen, die eine Vielfalt leidvoller Lebensbedingungen bewirken. Angesichts dieses Leids entsteht tiefes Mitgefühl.

Interesse ist der mentale Aspekt, Mitgefühl der emotionale Aspekt unserer Heilarbeit. Indem wir allem, was wir erleben, mit Mitgefühl begegnen, wird es uns immer besser möglich, die Augen für das Leben in uns und um uns herum zu öffnen. Indem wir allen Facetten unserer Persönlichkeit mit liebender Güte und Mitgefühl begegnen, gelingt es uns, die Welt um uns herum immer besser anzunehmen.

Mitgefühl entwickeln heißt Bewertungen aufgeben. Unsere Bewertungen resultieren aus dem heraus, was wir als Kinder erlebt haben. Als reife Menschen können wir diese Bewertungen mehr und mehr loslassen. Es ist nie zu spät, sich der positiven Qualität seiner Eltern zu öffnen. Oftmals zeigt sich nach der Annahme ein bisher verborgenes Potenzial.

Ein Beispiel aus meinem eigenen Leben: In meiner Kindheit sah meine Mutter sofort, was *nicht* in Ordnung war. Wenn wir beispielsweise als Kinder die ganze Küche geputzt hatten, sah sie sofort, dass wir einzig den Ofen vergessen hatten zu putzen. Als Kind litt ich darunter, dass ich kein Lob erhielt, sondern das kleine bisschen, das nicht perfekt war, sofort kritisiert wurde. Als ich auf dem Weg meiner Selbstfindung aufgehört hatte, meine Mutter dafür zu verurteilen, bekam ich Zugang zu diesem Potenzial. Dies ermöglicht es mir heute als Therapeutin, bei meinen Klienten mit der Qualität meiner Mutter sofort die springenden Punkte zu erkennen und ohne große Umschweife direkt am Thema zu arbeiten.

Wir erkennen an diesem Beispiel, dass alles zwei Seiten hat. Die Qualität des Erkennens, was nicht stimmt, ist wertneutral. Annahme und Mitgefühl helfen uns, diese Qualitäten konstruktiv zum Ausdruck zu bringen.

Erst wenn wir uns die Verhaltensweisen unserer Eltern bewusst anschauen und sie ohne die erfahrenen Verletzungen neutral und mit Mitgefühl annehmen, haben wir die Chance, die dahinter stehende Sehnsucht nach Liebe und Angenommensein zu erkennen. Die Sehnsucht unserer Eltern nach Liebe ist auch unsere Sehnsucht nach Liebe und die Sehnsucht aller Lebewesen.

Mitfühlen ist nicht mitleiden. Mitleiden nimmt uns den klaren Blick für unser Gegenüber und für seine Situation und schwächt uns. Wenn wir zum Beispiel das Leid unserer Eltern sehen, ist es notwendig, dass wir wertfrei mit liebevollen, aber auch mit klaren Augen auf unsere Eltern und die Situation schauen. So können wir unsere Eltern in ihrem Gewordensein verstehen. Dies ist ein wichtiger

Schritt auf dem Weg, die Muster und Programme unserer Eltern und deren Ahnen zu integrieren. So kann innerer Frieden und Heilung entstehen.

In der Arbeit mit dem Vater-/Mutterauge erfahren meine Klienten ganz konkret, wie es sich anfühlt, der eigene Vater oder die eigene Mutter zu sein. Wenn meine Klienten in der Sehtherapie die Energien von Vater/Mutter als ihre eigenen, zu ihnen gehörenden Gefühle, Gedanken und Verhaltensweisen erleben, sind sie oftmals überrascht, manchmal auch entsetzt: Genau das, was sie an ihren Eltern abgelehnt haben, entdecken sie jetzt bei sich selbst.

In diesem Moment steht der Klient an einem Scheideweg: Es kann sein, dass er sich dafür entscheidet, mit diesen Energien nichts zu tun haben zu wollen. Dadurch sägt er quasi den Ast ab, auf dem er sitzt. Durch seinen Widerstand blockiert er sich selbst. Erfahrungen von Mangel bis hin zu Selbsthass und körperlichen Krankheiten sind oftmals die leidvolle Konsequenz.

Oder der Klient entscheidet sich für das Mitgefühl. In der Sehtherapie ist dies oftmals erkennbar an einer tiefen seelischen Berührtheit und einem Umdenken. Beginnt das erlösende Mitgefühl mit sich selbst und den eigenen genetischen Wurzeln erst einmal zu fließen, setzt es tiefe Heilungsprozesse in Gang. Energien, die bisher blockiert waren, kommen ins Fließen. Es kommt zu Heilungsprozessen, oftmals verbunden mit einer deutlichen Verbesserung der Sehleistung.

Dies ist keine Fiktion, sondern Ergebnis einer realen Gefühlsregung, die sich aus dem Prozess der Sehtherapie selbst ergibt. Im Einverstanden-Sein mit der eigenen genetischen Herkunft, im (An-)Nehmen des mitgegebenen Schicksals liegt die Kraft der Lebensbejahung, die wie ein alchemistischer Prozess das oft erdrückend mitgegebene »Seelenblei« bzw. »Seelenstroh« (um bei der Königstochter im Märchen »Rumpelstilzchen« zu bleiben) in reines Gold verwandelt.

Diese Verwandlung ist auch nachweisbar – und dies ist das Schöne bei der Sehtherapie, dass die Erfolge konkret messbar sind: Beispielsweise wird die Form der Cornea ausgeglichener. In der Cornea-Darstellung lässt sich die positive Veränderung besonders eindrucksvoll dokumentieren – wie am Beispiel einer Klientin auf Seite 59 vom Zustand der Zerrissenheit (oben) über das Aufbrechen (Mitte) hin zur Erlösung (unten).

Veränderung bedeutet für den Klienten: Ich will sie mental, und ich bin bereit, mich emotional einzulassen. Wenn ich emotional bewegt bin, wenn ich seelisch berührt werde, ist dies die Initialzündung zur Heilung. Diesem Signal gilt es dann allerdings auch zu folgen. Das bedeutet: Der Klient macht sich auf den Weg. Jeder Mensch in seiner Qualität und in seinem Tempo.

Die Heilkraft von Vergebung und Mitgefühl für unsere Ahnen 59

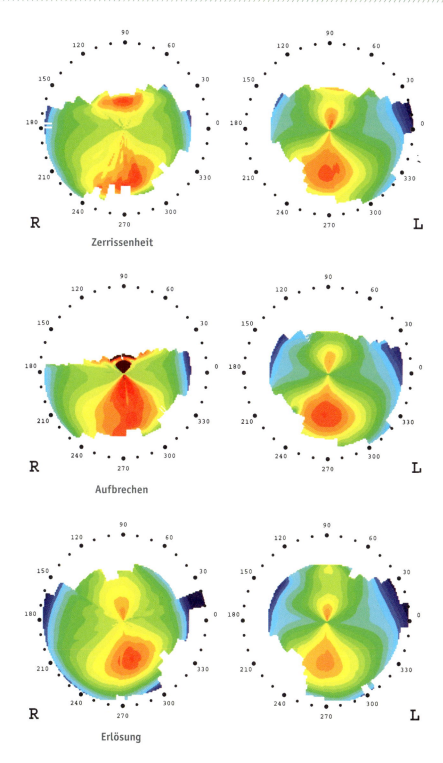

In Einzelfällen kann es sein, dass der Patient durch eine Heilkrise geht – in solchen Fällen ist es wichtig, dass der Therapeut ihn darin einfühlsam begleitet. Entsprechende Unterstützungen können sein: Homöopathie, Bachblüten, Atemtherapie, Craniosacral-Therapie, Energietherapie nach Erich Körbler, kinesiologische Maßnahmen usw. In meiner Praxis achte ich darauf, meinen Klienten in besonderem Maße das Gefühl der Annahme zu geben und sie so in der Annahme ihres eigenen Themas (und ihrer Eltern) zu unterstützen.

# Die Bedeutung der buddhistischen Philosophien für meine Therapieform

Meine Aufenthalte in tibetischen Klöstern haben mein Leben privat wie auch beruflich sehr geprägt. Ich habe so den Zugang zu buddhistischen Philosophien bekommen. Immer wieder konnte ich überprüfen, wie diese Philosophien Bestand haben in der heutigen Welt. Sie sind der Schlüssel für meine heutige Therapieform geworden.

Meine Sehtherapie geht also weit über die Beseitigung von Sehproblemen hinaus. Sie hat sich zur Aufgabe gesetzt, meine Klienten zu einem mitfühlenden, selbstverantwortlichen Lebensstil anzuregen und ihnen die dafür erforderlichen Starthilfen anzubieten.

Die Klienten, die zu mir in meine Praxis kommen, haben entweder ein aktuelles Problem oder sie haben den dringenden Wunsch, mehr über sich zu erfahren. So sind die einen auf der Suche nach Lösungen für ihre Probleme und die anderen suchen ein Stück Selbsterkenntnis. Beides geht Hand in Hand mit dem Gesetz von Ursache und Wirkung.

## Das Gesetz von Ursache und Wirkung und die Praxis der Gewaltlosigkeit

Alles, was ich aussende, kommt unweigerlich irgendwann zu mir zurück. Dies ist das Gesetz von Ursache und Wirkung, dem jeder Mensch unterliegt. Dieses Gesetz fordert uns auch zur Gewaltlosigkeit (Ahimsa) auf: Was du nicht willst, dass man dir tu', das füg auch keinem andern zu. Das bedeutet: niemanden zu verletzen, weder in Gedanken, in Worten noch in Taten.

Der Gesetzgeber stellt es unter Strafe, jemanden körperlich zu verletzen. Auch schriftliche oder verbale Beleidigungen haben juristische Folgen. Dass aber auch geistige Verletzungen, die wir einem anderen Menschen zufügen, zum Beispiel durch üble Nachrede, negative Gedanken, wenn wir ihm etwas Böses wünschen, Konsequenzen haben, ist vielen von uns nicht bekannt. Auch durch Lieblosigkeit und Nichthandeln werden wir zu Tätern.

Gute wie schlechte Taten haben ihre Reifezeit ähnlich wie der Apfel auf dem Baum oder der berühmte Tropfen, der das Fass zum Überlaufen bringt. Der Reifegrad jedweder Handlung ist uns nicht bekannt. Gemäß der buddhistischen Lehre können die Ursachen für Ereignisse, die uns im Hier und Jetzt treffen, in diesem wie auch in früheren Leben liegen. Im Buddhismus wird diese Gesetzmäßigkeit zwischen Handlungen und ihren Wirkungen als Karma bezeichnet.

Durch Nichtwissen und Missachtung dieses Gesetzes fühlen wir uns oft als Opfer, da die Ursache für ein Ereignis für uns nicht erkennbar ist. Was wir erfahren und erleben, sind die Auswirkungen, die Konsequenzen. Was uns häufig verborgen bleibt, ist die Ursache. Treffen uns eines Tages die Auswirkungen unseres Tuns und Denkens, können wir oft den Zusammenhang zwischen Ursache und Wirkung nicht mehr herstellen. Dies macht die Auflösung und Heilung so schwierig. Der unbewusste Mensch empfindet unbewusst eine Art Ohnmacht – ohne Macht.

Wir Menschen tun dieses oder jenes, aber wir haben immer die Konsequenzen dafür zu tragen. Das tiefe Wissen um das Gesetz von Ursache und Wirkung führt zu einem Mehr an persönlicher Verantwortung.

Der bewusste Mensch, dem die Zusammenhänge zwischen Ursache und Wirkung bekannt sind, findet für die Dinge, die er erlebt, die Ursache in sich selbst. Er weiß, dass er nicht Opfer, sondern Täter ist. Sein Verhalten macht ihn zu einem bewussten und verantwortlichen Mitgestalter der Schöpfung. In der Veränderung der Identifikation vom Opfer zum bewussten Mitgestalter liegt die Lösung.

Der Weg zur Heilung beginnt mit der Erkenntnis: *Ich kann nicht den anderen verändern, sondern ich kann immer nur mich verändern.* Damit komme ich aus der Position des Opfers in die Rolle des Verursachers oder Mitverursachers. Ich übernehme die Verantwortung für mein Tun und für die Konsequenzen, die aus meinem Handeln entstehen. Ich erkenne meinen Anteil an der Entstehung der leidvollen, aktuellen Situation. Aus dieser Erkenntnis heraus entstehen neue Lösungsmöglichkeiten.

Mir ist es wichtig, an dieser Stelle noch einmal zu sagen: Es geht nicht um die Schuldfrage. Es gibt nur die fehlende Bewusstheit oder das Unvermögen, um mit Situationen gut umzugehen.

Hier die vier Stufen der Verwandlung von Leid:

1. Ich erkenne meine negative Handlung und spüre meine Betroffenheit.
2. Ich bereue zutiefst meine negative Handlung.
3. Wiedergutmachung, in die »Handlung kommen«: Ich mache die Handlung wieder gut. Ich gebe zum Beispiel das Geld zurück, das ich jemandem weggenommen habe, oder ich entschuldige mich bzw. bitte um Vergebung.
4. Ich verspreche mir, das Ungute möglichst nie wieder zu tun.

Die Anwendung dieser Prinzipien ist ein wichtiger Aspekt in meiner Therapieform, um die Entstehung von Leid zu verstehen und aufzulösen.

Indem wir Freundlichkeit, Tatkraft, Fantasie und Offenheit entwickeln, die Dinge mit dem Göttlichen in Einklang bringen und den anderen Menschen Frieden und Glück wünschen, befreien wir uns schrittweise vom Griff des Karma. Um diese Praxis wirklich ausüben zu können, benötigen wir Achtsamkeit.

# Unsere Sehfähigkeit ist keine feste Größe

### Unterschiedliche Sehfähigkeit* in jedem Lebensabschnitt

Wir alle werden weitsichtig geboren. Zu Beginn unseres Lebens sehen wir die Welt auf dem Kopf stehend und verschwommen. Es strömt eine Menge an Informationen in uns herein und wir haben noch nicht gelernt, sie zu fokussieren.

Der junge Erdenbürger konzentriert sich in den ersten Lebenstagen nur auf das Aufnehmen und Ausscheiden von Nahrung und Luft. Der eigenständige Kreislauf installiert sich und das Nervensystem beginnt Synapsen zu bilden. Das Sehen hat noch keine Bedeutung für den neuen Erdenbürger, obwohl er bereits im Mutterleib Licht wahrgenommen hat. Die Augen haben schon früh begonnen,

---

\* Sehfähigkeit = die Fähigkeit, zwei Punkte im Abstand von einer Winkelminute noch als zwei Punkte zu erkennen = 100 % Sehleistung oder auch Visus 1,0 genannt

Signale zu verarbeiten. Nach einigen Wochen dreht sich das Bild des Gesehenen im Kopf um, und das Kleinkind beginnt die Welt »richtig« zu sehen.

Das Interesse des Kleinkindes am Sehen schafft neue Synapsen und bildet die Sehfähigkeit aus. Das Interesse an den Nahobjekten sorgt dafür, dass sich die Linse stärker krümmt. Das Abbild wird somit auf die schärfste Stelle der Netzhaut gebracht, und das Kleinkind beginnt scharf zu sehen.

Wenn ein Heranwachsender sich selbst nicht in der Außenwelt wiederfindet, er nicht gelobt wird, es nichts gibt, was es sich lohnt zu sehen, dann wird er kein Interesse an der Außenwelt – und damit keine gute Sehfähigkeit – entwickeln.

So ist das Interesse und der Wille zum Begreifen – innerlich wie äußerlich (ich möchte mir innerlich ein Bild machen von dem, was ich im Außen erfasse) – grundlegend für das Scharfsehen im Leben (und stellt aus dem Grund auch den mentalen Aspekt meiner Sehtherapie dar).

Ab dem 40. Lebensjahr kann sich die Augenlinse nicht mehr so stark krümmen wie zuvor, ähnlich wie die Wirbelsäule im Laufe der Jahre immer steifer wird. Die Fähigkeit des Auges, sich auf die Nähe einzustellen, geht zurück. Durch die Veränderung des Hormonhaushalts haben die inneren Augenmuskeln mit 45 Jahren nicht dieselbe Straffheit wie mit 30. Die Beweglichkeit der Augenlinse ist dadurch eingeschränkt. Durch Stress werden auch die äußeren Augenmuskeln ausgeleiert oder überspannt. Es kommt zur »Altersweitsichtigkeit«: Man kann die Augen nicht mehr so leicht scharf einstellen für Objekte in der Nähe. Die beiden Augen bringen gelegentlich die Kraft nicht mehr auf, auf denselben Punkt zu schauen. Dadurch entstehen Doppelbilder, oft Winkelfehlsichtigkeit genannt.

So wie wir graue Haare und Falten bekommen, wird unser Auge auch durch das Altern getrübt: Schicksalsereignisse – insbesondere wenn die Trauer und andere Emotionen, die mit ihnen zusammenhängen, nicht bearbeitet werden – zeigen sich in grauem Star bis hin zu Makuladegenerationen (Augenerkrankungen, die den Punkt des schärfsten Sehens betreffen).

## Unterschiedliche Sehfähigkeit in jeder Lebenslage

Unsere Sehfähigkeit verändert sich ständig. Dies ist uns meistens nicht bewusst. Viele Menschen denken: »Ich bin 190 cm groß und habe vier Dioptrien.« So als wäre das Sehvermögen genauso eine feste Größe wie ein Metermaß. Doch dies ist ein Irrtum.

### Belastende Faktoren

Die Sehfähigkeit wird beeinträchtigt durch

» Ablenkungen
» Fehlstellung von Schädelknochen
» Geburtsfehler, zum Beispiel KISS-Syndrom (Kopfgelenk-induzierte Symmetrie-Störung)
» körperliche Blockaden, zum Beispiel Schulter-Nacken-Probleme
» Krankheit – ein gesunder Mensch sieht besser
» Lähmungen
» Schlaganfall
» Unfälle mit körperlichen Folgen

Auf der funktionalen Ebene ist in vielen Fällen medizinische Abklärung sowie eine therapeutische Zusammenarbeit mit Osteopathen, Orthopäden, Körpertherapeuten, Kinesiologen, Homöopathen und der Einsatz verschiedener ergänzender Methoden, zum Beispiel Craniosacral-, Feldenkrais- und Atemtherapie, angezeigt.

Entgegen der allgemein verbreiteten Auffassung, man könne gegen eine Schwächung der Augen mit zunehmendem Alter nichts unternehmen, zeigen die Erfolge meiner Sehtherapie, dass Sie Ihre Sehkraft nicht nur erhalten, sondern sogar verbessern können.

Zu den Aspekten, die unsere Sehfähigkeit beeinflussen, gehören zudem psychische Themen, wie zum Beispiel:

» Angst (»Angststarre«)
» Belastungen innerhalb des Familiensystems, sowohl aus den Ahnengenerationen wie auch der Gegenwartsfamilie
» Burn-out
» emotionale Themen (egal, ob positiver oder negativer Art)
» Geburtstraumata (vor, während und nach der Geburt)
» Stress, innere Anspannung, ein erhöhter innerer Grundtonus, Reizbarkeit etc.
» Traumata
» Unfälle und daraus resultierende psychische Nachwirkungen

Die psychischen Hintergründe anzugehen, ist mindestens ebenso wichtig wie das mechanische Augentraining und ein wesentlicher Bestandteil meiner Sehtherapie. Werden die Emotionen, die mit Schicksalsereignissen zusammenhängen, gefühlt und prozessiert, kann Vorbeugung oder Heilung geschehen.

Alltagsbedingte Belastungen für das Sehen sind u.a.

» Elektrosmog
» fettes, ungesundes Essen
» Medikamente: Beispielsweise kann Cortison sehr stark die Sehfähigkeit verändern; diese Veränderung geht aber zurück, sobald das Cortison abgebaut ist. Andere Medikamente haben eine länger anhaltende oder gar dauerhafte Auswirkung und können zu Spätfolgen führen (zum Beispiel bestimmte Psychopharmaka, Betablocker etc.).
» Neonröhren. Sie sind Stress für die Augen, da ihr kurzwelliges blaues Licht zu energiereich ist.
» niedriger Blutdruck: Die Sehfähigkeit sinkt, wenn die Energie nicht zu den Augen gelangen kann. Zu hoher Blutdruck beeinflusst ebenfalls die Sehleistung des Auges und kann zu grünem Star führen.
» PC-Arbeit: Die mangelnde Bewegung der Augen führt dazu, dass die Augenmuskeln erlahmen. PC-Arbeit begünstigt, dass wir auch seelisch erstarren und emotional verarmen. Gerade bei Menschen, die viel am Bildschirm arbeiten, findet kaum eine Veränderung des Blickes statt, nicht in der Höhe, nicht in der Breite und nicht in der Tiefe. Deshalb sind hier Augenübungen, die man immer wieder zwischendurch machen sollte, von besonderem Vorteil.
» Rauchen
» Sauerstoffmangel: Dieser bewirkt Stau in den Arterien und Venen und beeinträchtigt auch die Sehkraft, da weniger Energie im Auge ankommt. Dem können Sie u.a. durch Bewegung in frischer Luft entgegenwirken.
» ungünstige Sehgewohnheiten, zum Beispiel bedingt durch den Arbeitsplatz oder durch Unbewusstheit
» Falsche Körperhaltung kann Sehblockaden verursachen. Der bekannte »Witwenbuckel« verursacht ein Abklemmen der Versorgung der Nerven und Blutgefäße in der Halswirbelsäule und somit eine Verspannung im Hinterkopf, die die Bildentfaltung in der Sehrinde negativ beeinträchtigt. Aber auch andere muskuläre Blockaden können zur Sehverschlechterung führen.

» falsche Atemtechnik
» Visueller Lärm* schadet den Augen. Zu visuellem Lärm gehören »laute«, d.h. schrille, sich aufdrängende Seheindrücke, wie wir sie oftmals im Fernsehen, im Internet, in der Werbung vorfinden, insbesondere bei lauten Musikvideos, Thrillern, Hardcore-Pornos, Horrorfilmen etc. Auch wenn wir beispielsweise während des Essens Fernsehen schauen oder im Internet surfen, statt uns auf das Essen zu konzentrieren, konsumieren wir visuellen Lärm. Ebenso wie ein Überkonsum an Kaffee abstumpfen kann, fördert visueller Lärm akut wie chronisch die Degeneration des Auges.

## Positive Einflüsse auf das Sehen
» Glückshormone, da sie das Interesse an der Umwelt fördern
» gutes, gesundes Essen
» hochwertige Nahrung und Nahrungsergänzungsmittel
» liebevolles Sehen/inneres Lächeln: Wenn wir einen Menschen oder einen Gegenstand, zum Beispiel eine Blume, liebevoll anschauen, beginnt unser Auge sich zu regenerieren. Auch wenn wir mit den Augen lächeln, fördern wir unser Sehen (siehe dazu die Übung »Inneres Lächeln« auf Seite 196).
» Sonnenlicht (siehe dazu die Übung »Sonnenbaden und das innere Licht« auf Seite 199 f.)
» Sport (aerobisch), insbesondere wenn der Kreislauf angeregt ist
» Urlaub
» nährende Bildeindrücke: Es gibt Bildeindrücke, die im Gegensatz zu »visuellem Lärm« aus sich selbst heraus unsere Freude am Sehen und damit auch unsere Sehfähigkeit stimulieren. Hierzu gehören beispielsweise
  – Heilfarben: Schauen Sie mit weichem Blick auf eine Farbe, die Ihnen momentan guttut. Hierfür eignet sich beispielsweise ein Farbenbuch.
  – heilkräftige Bilder: Gemälde (zum Beispiel »Die Liebenden von Vence« von Marc Chagall), Bilder von Orten der Kraft, von Tarotkarten etc.
  – Kirchenfenster von westlichen Kirchen oder Moscheen, Kirchenaltäre, russische Ikonen, Mandalas, Yantras bzw. Thangkas zeigen sich als Darstellung göttlicher Energien, welche bei liebevoller Betrachtung auch das Auge nähren.
  – Mandalas (Kreisbilder) wie zum Beispiel die Imagami-Bilder von Sirtaro

---

* Der Begriff »visueller Lärm« wurde von Roberto Kaplan geprägt.

Bruno Hahn verbinden die Kreisform des Auges mit der Vitalität der Pflanzenwelt und gestatten es unseren Augen, das Wesen der Pflanze wahrzunehmen.
– Pflanzen, Fotos oder Gemälde von Bäumen und Blumen sprechen das vitale Sehen an und stellen ebenfalls eine Augentankstelle dar.

Wie wir bereits erkannt haben, wird unsere Sehfähigkeit stark von unserem Interesse beeinflusst. Wenn Sie voller Freude zum Bergwandern gehen und sich in der Natur umschauen, werden Ihnen die Farben und Konturen lebhaft und plastisch vor Augen sein. Ein anderer Mensch, der für Bergwandern nichts übrig hat, wird die Farben und Konturen blass und unscharf wahrnehmen.
Merken wir uns:

**Freude unterstützt den Durchblick!**

Bei einem Menschen, der sein Potenzial, seine Fülle, seine Freude lebt, verändert sich seine Sehleistung und damit auch die Brillenstärke positiv!

## Unterschiedliche Sehfähigkeit je nach Tagesform

Sehfähigkeit verläuft in Wellen. Sie ändert sich je nach Situation und Befinden im Laufe eines Tages mehrfach. Wenn jemand sich geborgen, sicher und entspannt fühlt, dann ist sein Gesichtsfeld weit und offen und er bekommt sehr viel mehr mit und kann viel aufnehmen. Ist der Betreffende im Stress, ist sein Gesichtsfeld verengt und er konzentriert sich nur auf das, was vor ihm liegt. Das angespannte Sehen geht hin bis zum sogenannten Tunnelblick.

Nachfolgend ein Beispiel dafür, wie sich die Sehfähigkeit im Laufe eines Tages verändern kann:

Hans Huber steht morgens im Stau, sieht schlecht wegen Stress; trifft die nette Kollegin, sieht wieder besser (Interesse); sitzt am PC, sieht wieder schlecht; macht Mittagspause und schaut in die Sonne, sieht wieder gut; ärgert sich über Kollegen, sieht wieder schlecht; geht abends in die Sauna, sieht wieder gut.

Wenn Sie zu Ihrem Optiker oder Augenarzt gehen und eine Sehprobe machen, dann erhalten Sie eine akute Momentaufnahme, die sich bereits wenige Stunden später verändert haben kann. Achten Sie deshalb darauf, in einem entspannten und wohlgestimmten Zustand zur Sehprüfung zu gehen, damit Sie nicht versehentlich eine zu starke Brille verschrieben bekommen. Achten Sie aus dem gleichen Grund auch während der Sehprobe darauf, sich zu entspannen. Wenn Sie sich verkrampfen, um gut sehen zu können, erzielen Sie genau das Gegenteil des Erwünschten. Fragen Sie sich, ob Sie immer die volle Brillenstärke brauchen. Gerade für Kurzsichtige ist es wichtig, zwischendurch eine schwächere Brille zur Entlastung des visuellen Systems zu tragen, wenn Sie so kurzsichtig sind, dass Sie ständig eine Brille tragen müssen.

### ÜBUNG

Beobachten Sie im Laufe eines Tages, wie gut Sie jeweils sehen können und ob sich Ihre Sehfähigkeit im Laufe des Tages verändert.

## Sonne- oder Mondtyp – zwei unterschiedliche Therapieansätze

Im Rahmen meiner Arbeit mit Menschen habe ich erkannt, dass ich unabhängig vom jeweiligen Sehthema zwei verschiedene Typen von Klienten vor mir habe, welche ich je nach Typ unterschiedlich behandeln muss. Den Schlüssel dafür bekam ich durch die Terlusollogie:

Dem Violinisten Erich Wilk und der Ärztin Charlotte Hagena verdanken wir das Wissen um die Zusammenhänge unseres Geburtsdatums und unseres bipolaren Typs (Sonne- oder Mondtyp). Hierbei handelt es sich um eine Typenlehre, welche heute unter dem Begriff »Terlusollogie« bekannt ist. Das Wort Terlusollogie setzt sich zusammen aus den Silben »Ter« (steht für Terra, die Erde), »Lu« (steht für Lunar, den Mond) und »Sol« (steht für Solar, die Sonne).

Gemäß der Terlusollogie hat das Zusammenspiel der Kräfte von Sonne, Mond und Erde Einfluss auf unser Leben:

» Die Sonne übt einen verengenden, vertikal ziehenden Einfluss aus, was dem »solaren (Atem-)Typ« entspricht.
» Der Mond übt einen horizontal dehnenden Einfluss aus, was dem »lunaren (Atem-)Typ« entspricht.

Maßgebend ist stets, welches Gestirn zum Zeitpunkt der Geburt überwiegt:

» Wer zur Sommerzeit geboren ist, steht meist unter dem Einfluss der maximalen solaren Energie.
» Wer zur Vollmondzeit geboren wird, steht unter dem Einfluss der maximalen lunaren Energie.

Das Verhältnis dieser beiden Kräfte lässt sich anhand einer Tabelle bzw. eines Computerprogramms ermitteln.*

Der solare und der lunare Typ haben eine völlig entgegengesetzte Grundsteuerung. Sie müssen sich völlig anders im Leben verhalten, um gesund zu bleiben, und benötigen auch ein anderweitiges therapeutisches Vorgehen. Viele Disharmonien, Blockaden und Krankheiten lassen sich darauf zurückführen, dass ein Mensch unbewusst den Qualitäten seines (Atem-)Typs zuwiderhandelt.

| Lunar | Solar |
| --- | --- |
| Yin (weibliches Prinzip) | Yang (männliches Prinzip) |
| mehr Mondenergie zur Geburtsstunde | mehr Sonnenenergie zur Geburtsstunde |
| parasympathisch gesteuert | sympathisch gesteuert |
| Ruhe | Aktivität |
| emotional | mental |
| Führungsauge: vorwiegend links | Führungsauge: vorwiegend rechts |
| startet mit dem linken Fuß beim Gehen, Standbein rechts | startet mit dem rechten Fuß beim Gehen, Standbein links |
| liebt Wärme | bevorzugt kühlere Umgebung |
| liebt eher salziges und scharf gewürztes Essen | liebt eher kohlenhydratreiches und süßes Essen, liebt viele kleine Mahlzeiten |
| Quantum Light Breath (Abendmeditation), Badminton | Pilates, Progressive Muskelentspannung |
| Einatmer | Ausatmer |

---

* www.hagena.info/1.html

### Atemmuster

» Einatmer (lunar): aktive Einatmung, kurze Atempause und dann loslassen, die Luft entweicht passiv ohne Druck. Der Einatmer ist in der aktiven Phase eher zurückgelehnt und spürt stärker den Fersendruck beim Stehen. Bei jeder anstrengenden Tätigkeit sollte er das Augenmerk auf das Einatmen legen.

» Ausatmer (solar): aktive Ausatmung, kurze Atempause, die Luft strömt passiv von selber durch Öffnen der Rippen bzw. des Brustkorbes ein. Dieser Typ sollte in der aktiven Phase stehend mehr seinen Vorderfuß spüren. Bei jeder anstrengenden Tätigkeit sollte er das Augenmerk auf die aktive Ausatmung legen.

Eine Besonderheit bilden die Fragezeichen-Typen. Dies sind Menschen, bei denen die Mond- und Sonnenenergien bei der Geburt in etwa gleich stark ausgeprägt waren. Solche Menschen sind optimale Vermittler, tun sich jedoch oft schwer damit, ihren eigenen Standpunkt zu finden. Um die optimale Strategie für sie zu finden, bedarf es der Unterstützung durch einen erfahrenen Terlusollogie-Therapeuten.

Das Wissen um beide Grundtypen ist wichtiger Bestandteil meiner Anamnese und unterstützt mein Vorgehen im Rahmen des therapeutischen Prozesses:

» Wenn der lunare Typ mit einem unangenehmen Gefühl oder Trauma konfrontiert wird, neigt er zur Erstarrung und hört auf einzuatmen, weil der Parasympathikus ihn nahezu paralysiert. Ihn fordere ich auf, sich körperlich zu bewegen und sich auf das Einatmen zu konzentrieren, um den Sympathikus wieder einzuschalten.

» Wenn der solare Typ mit einem unangenehmen Gefühl oder Trauma konfrontiert wird, neigt er zur Hyperventilation, er überreagiert, weil der Sympathikus ihn antreibt. Ihn fordere ich auf, ruhig zu bleiben, anspannend auszuatmen und dabei inneren Druck abzulassen. Im Loslassen kommt der Klient dann wieder zur Ruhe, sein Sympathikus wird heruntergefahren und sein Parasympathikus wird wieder eingeschaltet.

Viele Trauma-Therapiemethoden konzentrieren sich nur auf die eine oder die andere Interventionsform. Erst das Wissen um die Bipolarität macht deutlich, dass beide Vorgehensweisen ihre Berechtigung haben – je nach Typ.

Bevor ich beginne, mit Menschen therapeutisch zu arbeiten, lasse ich mir die

Geburtsdaten geben und errechne ihren terlusollogischen Typ. Dadurch ist es mir möglich, gleich von Anfang an optimal auf den jeweiligen Klienten einzugehen.

Auch die Dominanz der Augen wird von der Geburtskonstellation beeinflusst. Ein Klient mit einem dominanten rechten Auge ist meist solar. Ein lunarer Atemtyp hat in der Regel ein dominantes linkes Auge. Abweichungen davon lassen auf Konflikte mit dem jeweiligen Elternteil schließen oder geben Hinweise, um nach anderen möglichen Störungen, wie körperlichen Blockaden oder Unfällen, zu suchen. Sehr häufig sind lunare Menschen kurzsichtig und solare Menschen weitsichtig.

Das Auge des Kurzsichtigen ist zu lang. Der Kurzsichtige liebt es, zu fokussieren und ins Detail zu gehen. Er muss lernen, sich zu entspannen. Hier ist es angebracht, weitende und dehnende Körperübungen auszuführen. Das Sehtraining des Kurzsichtigen liegt in der Entspannung, die Atemübung für den lunaren Typ sollte weitend ist.

Das Auge des Weitsichtigen ist zu kurz. Die Begeisterung für das Weite und alles Neue sowie die häufig fehlende Konzentrationsfähigkeit machen seinen Typus aus. Für den Weitsichtigen gilt es, sich zu konzentrieren und mehr ein fokussiertes Sehtraining zu machen. Die entsprechende Atemübung liegt darin, in die Anspannung bzw. Verengung zu gehen.

# Die Arbeit mit dem Einzelauge

In meiner Sehtherapie nimmt die Arbeit mit dem Einzelauge eine dominierende Rolle ein. Den therapeutischen Nutzen dieser Methode können wir auch erkennen, ohne näher über die Funktionsweise des Auges informiert zu sein. Aus diesem Grund beschreibe ich nachfolgend, auf welchen Prinzipien die Arbeit mit dem Einzelauge basiert, und erst an späterer Stelle gehe ich auf den Sehvorgang als solchen und die Koordination der beiden Augen ein.

## Vaterauge – Mutterauge

Aus dem fernöstlichen Kulturkreis stammen die Begriffe »Vaterauge« und »Mutterauge«. Dort geht man davon aus, dass das rechte Auge von unserem Vater, das linke Auge von unserer Mutter geprägt ist.

Mit dem rechten Auge, das auch der rechten Körperseite zugeordnet wird, sehen und beurteilen wir (wieder von der genetischen Anlage her), wie unser Vater die Welt wahrnimmt. Mit dem linken Auge, das auch der linken Körperseite zugeordnet wird, sehen wir (wieder von der genetischen Anlage her), wie unsere Mutter in die Welt blickt.

Inzwischen habe ich mit weit über 1 000 Klienten in meiner Praxis Sehprüfungen durchgeführt und mit ihnen therapeutisch gearbeitet. Ich entwickelte dabei verschiedene Testmethoden, um herauszufinden, ob jemand »Vater-« oder »Mutterkind« ist, insbesondere durch die Ermittlung des Führungsauges. Das Führungsauge ist das Auge, durch das der Klient bevorzugt Gegenstände, Situationen und Lebewesen beurteilt.

# Das Führungsauge

## Die Ermittlung des Führungsauges

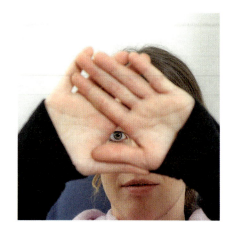

**Die Ermittlung des Führungsauges**

Der Klient legt beide Hände übereinander, sodass sich in der Mitte ein Dreieck von der Größe eines Hühner-Eis bildet. Dann bitte ich den Klienten, mich durch dieses Dreieck anzuschauen. Der Klient glaubt nun, mich mit beiden Augen zu sehen. Ich als Therapeutin sehe jedoch nur ein Auge, nämlich das Auge, durch das mich der Klient anschaut. Dieses Auge ist das Führungsauge des Klienten. Ich bitte nun den Klienten, das andere Auge (also das Auge, das ich vom Klienten nicht sehe) zu schließen, und frage ihn, ob er mich weiterhin sehen kann. Der Klient bestätigt, mich weiterhin zu sehen, und erkennt auch, dass sich an seinem Sehen nichts verändert hat. Nun bitte ich den Klienten, das andere Auge zu schließen. Verwundert stellt der Klient fest, dass er mich nicht mehr sieht. Dadurch wird auch dem Klienten sein Führungsauge bewusst.

Alternativ arbeite ich – insbesondere bei Kindern – mit einem Stück Pappe, in das ein entsprechend großes Loch gestanzt ist.

Ein Vaterkind wird den Kreis zum rechten Auge führen und mich mit dem rechten Auge anschauen. Ein Mutterkind geht zum linken Auge und betrachtet mich mit dem linken Auge.

### ÜBUNG

Machen Sie bei sich selbst das Hand-Dreieck und fokussieren Sie einen Gegenstand in einiger Entfernung. Dann prüfen Sie durch Schließen des einen und des anderen Auges, durch welches Auge Sie diesen Gegenstand vorwiegend fokussiert haben. Haben Sie mit dem rechten Auge fokussiert, sind Sie ein Vaterkind, haben Sie mit dem linken Auge fokussiert, sind Sie ein Mutterkind.

Es kann durchaus sein, dass ein Mann sein Führungsauge links oder eine Frau ihr Führungsauge rechts hat. Hat beispielsweise ein Mann sein Führungsauge links, dann ist seine Orientierung auf die mütterliche Linie gerichtet. In dem Fall wäre es nicht so dramatisch, wenn der Vater sich weniger um die Familie gekümmert hat, solange sein Hauptorientierungspunkt, die Mutter, präsent ist.

Wichtig: Das Führungsauge muss nicht das Auge mit der besten Sehleistung sein. Und: Das Führungsauge kann sich durch Ablehnung oder Schieloperationen verändern, also von rechts nach links (bzw. umgekehrt) wandern.

## *Wie man das Führungsauge anhand der Hornhaut (Cornea) erkennen kann*

Das Führungsauge können wir auch anhand der Cornea-Darstellung (Details zum Lesen einer Cornea-Darstellung siehe Seite 99 ff.) erkennen. Ohne dass wir hier schon näher auf die Cornea-Darstellung eingehen müssen, können wir beispielsweise an der nachstehenden Abbildung klar erkennen, dass das rechte Auge das Führungsauge ist. Es ist präsenter, feuriger, kraftvoller.

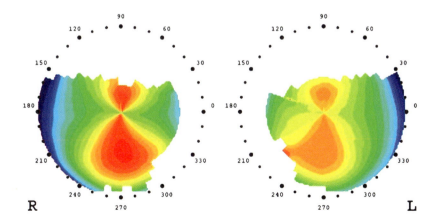

Anmerkung: Darstellungen des Auges werden immer so gelesen, als wenn der Betreffende einen anschaut, das heißt, das linke Auge ist stets rechts und das rechte Auge stets links abgebildet, auf dem voranstehenden Bild an den Buchstaben »R« und »L« erkennbar.

### Was bedeutet es, sein Führungsauge zu leben?

Der Erbteil, der als Führungsauge angelegt ist (väterliche oder mütterliche Linie), möchte durch unser Verhalten zum Ausdruck gebracht werden. Sein Führungsauge zu leben bedeutet, die volle Kraft und das Potenzial dieses Elternteiles und dieser Ahnenlinie freizulegen und zu nutzen. Wenn wir dies tun, dann leben wir unsere Lebensthemen.

Was können wir tun, um unser Führungsauge zu leben?

» Wissen, welches der beiden Augen unser Führungsauge ist
» Die Wahrheit, die durch dieses Auge in uns strömt, wahrnehmen
» Die Themen, die sich in Verbindung mit diesem Auge aus dem Inneren heraus zeigen, annehmen und akzeptieren
» Die Schattenpotenziale, die durch diese Ahnenlinie weitergegeben wurden, bearbeiten und erlösen für sich, seine Ahnen und seine Nachkommen
» Das Licht, das einem durch diese Ahnenlinie geschenkt wurde, leuchten zu lassen
» Leben wir das Führungsauge aus verschiedenen Gründen nicht, leben wir nicht unsere Themen. Dies verzögert oder verhindert unsere Entwicklung. Wir kommen nicht in unsere Kraft, selbst dann nicht, wenn wir die Energie des anderen Auges leben. Dahinter steht oftmals eine Verweigerungsstrategie, gepaart mit unguten Erfahrungen aus der Vergangenheit, zum Beispiel Entbehrung, Verrat, Gewalttätigkeit etc. im Zusammenhang mit einem Mitglied der abgelehnten Ahnenlinie.

Beispiel: Ein Klient mit dem Führungsauge rechts (Vaterkind) lehnt seinen Vater ab, weil er sich nicht um die Familie gekümmert hat. Er hat kein positives Vatervorbild und orientiert sich deshalb vorwiegend an der Mutter und im späteren Leben an weiblichen Vorbildern. Dadurch ist es ihm nicht möglich, seiner männlichen Rolle in der Gesellschaft gerecht zu werden, die ihm eigentlich zugedacht war.

## Umswitchen des Auges während des Führungsauge-Tests

Normalerweise bekundet der Klient beim Test des Führungsauges nach dem Augenwechsel verwundert, dass er mich nicht mehr sehen kann und belässt es dabei. Wenn der Klient jedoch unbewusst mit den Händen zum anderen Auge nachzieht, ist dies ein Hinweis darauf, dass er sich im Laufe des Lebens auf den anderen Elternanteil umorientiert hat oder umorientieren musste.

Beispiele dafür sind:

» Verlust des Elternteils, der durch das Führungsauge repräsentiert wird
» Augenoperationen, die den Klienten umswitchen, zum Beispiel Schieloperationen
» Das Führungsauge hat eine extrem schlechtere Sehleistung als das andere Auge, und der Klient fühlt sich daher gezwungen, durch das stärkere Auge zu sehen.

Dort, wo es angebracht scheint, den Klienten auf sein anderes Auge hinzuweisen, mache ich mir gelegentlich die Möglichkeiten einer Therapiebrille (siehe Seite 171 ff.) zunutze, indem ich das Auge mit der besseren Sehleistung bewusst in der Sehleistung zurücknehme, sodass das schwächere Auge eine Chance hat zu wachsen.

## Das nicht dominante Auge und seine Bedeutung

Das nicht dominante Auge unterstützt bzw. nährt die Lebensabsicht und Lebensausrichtung, die sich im Führungsauge zeigt.

Im therapeutischen Prozess ist jedes der beiden Augen für sich genommen von hoher Bedeutung. Nachdem ich das Führungsauge ermittelt habe, bietet es sich an, mit einem der beiden Einzelaugen therapeutisch zu arbeiten.

## Der Einsatz einer Augenklappe

Der Einsatz einer Augenklappe (rechts oder links) ermöglicht die Einzelbearbeitung von Themen, die durch unsere Eltern an uns weitergegeben wurden. Wenn im therapeutischen Gespräch der Klient beide Augen offen hat, weiß er nicht, ob das jetzt sein Vater- oder Mutter-Anteil ist, der gerade wahrnimmt, fühlt und reagiert. Erst wenn der Klient ein Auge abgedeckt hat und nur mit dem rechten oder linken Auge in die Welt sieht, bekommt er Zugang zu den unterschiedlichen Programmen von Vater bzw. Mutter.

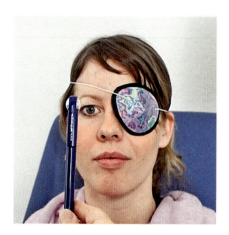

■ **ÜBUNGEN**
» Telefonieren Sie mit einem Ihrer Eltern, während Sie eine Augenklappe tragen. Wenn Sie mit Ihrem Vater telefonieren, decken Sie das linke Auge ab und halten das rechte Auge offen. Wenn Sie mit Ihrer Mutter telefonieren, verfahren Sie umgekehrt. Nach dem Telefonat prüfen Sie, ob Sie andere Worte verwendet oder sich anders gefühlt haben als sonst.
» Führen Sie mit einem Menschen Ihres Vertrauens ein Zwiegespräch, bei dem Sie beide die Augenklappe links tragen und nur aus dem rechten Auge schauen. Danach wechseln Sie das Auge.
» Falls Sie kinesiologisch arbeiten oder mithilfe einer Einhandrute testen, probieren Sie dies einmal unter Zuhilfenahme einer Augenklappe für die Testperson. Testungen mittels Kinesiologie, Einhandrute etc. führen bei unterschiedlich abgedeckten Augen oftmals zu differenzierten Ergebnissen. Hier ergeben

sich häufig Öffnungen, Lösungen und Durchbrüche, die ohne Augenklappe nicht erreichbar waren.
» Falls Sie einmal in einer Blockade, einer unguten Emotion oder einer Stresssituation festhängen, probieren Sie einmal aus, sich eine Augenklappe auf eines der beiden Augen zu setzen, sich durch das andere Auge bewusst umzuschauen und dabei einige Schritte zu gehen (mit gegenläufigen Armbewegungen). Danach die Augenklappe wechseln. In vielen Fällen löst sich dadurch der Stress auf. ■

## Zugänge zu verborgenen Informationen durch die Arbeit mit dem Einzelauge

Immer wieder hat sich in meiner Sehtherapie – auch bezüglich der Arbeit mit den Augenmuskeln – gezeigt, wie wichtig es ist, ein Auge abzudecken. Ich habe entdeckt, dass in den Fällen, in denen ich mit beiden Augen gleichzeitig arbeitete, jeweils die blockierte Blickrichtung (Verweigerungsposition) eines Auges durch das andere Auge übernommen und dadurch kaschiert wird. Nur in der Arbeit mit einem einzelnen Auge ist es möglich, die blockierte Position genau zu ermitteln und einem Heilungsprozess zuzuführen.

Für die therapeutische Arbeit mit dem Einzelauge ist es wichtig, dass sich der Klient *emotional* einlassen kann. Analytisch, intellektuell lässt sich die Wirkung meiner Therapie nicht erfahren. In meiner therapeutischen Arbeit wird der Klient in das Abenteuer eingeladen, sich in seinem Körper mit all seinen Sinnen zu spüren, während er aus dem Vater- oder Mutterauge schaut. Ich frage ihn:

» Was nehmen Sie wahr, wenn Sie (nur) mit dem rechten/linken Auge in die Welt schauen?
» Was fühlen Sie?
» Welche Handlungsimpulse haben Sie?

Wenn der Klient mit dem linken Auge die Welt betrachtet, kann er erleben, was seine Mutter fühlt und wie sie die Welt und ihre momentane Situation wahrnimmt. Wenn er mit dem rechten Auge die Welt betrachtet, fühlt er wie sein Vater und erlebt, wie sein Vater die Welt und die momentane Situation wahrnimmt.

Im Erkennen, welche Einzelprogramme wir genetisch von der jeweiligen Ahnenlinie mitbekommen haben, liegt für uns eine große Chance. Wir bekommen Zugang zu Informationen, die uns sonst nicht zur Verfügung stehen.

» Welche Verhaltensweisen haben unsere Eltern zum Zeitpunkt unserer Zeugung gelebt?
» Wie sind unsere Eltern zum Zeitpunkt unserer Zeugung als Paar miteinander umgegangen?
» Mit welcher Strategie reagieren wir auf die Elternkonstellation?
» Leben wir unser Potenzial, das heißt das Potenzial unseres Führungsauges?
» Welche Verweigerungsstrategien hatten unsere Eltern?

Gerade Menschen, die nicht Gelegenheit hatten, ihren Vater oder ihre Mutter zu Lebzeiten kennenzulernen, haben so die Möglichkeit, Zugang zu den Sichtweisen, zu den Emotionen, eben zu den Programmen von Vater oder Mutter zu bekommen. Also zu den Programmen, die seit der Geburt bereits in ihnen angelegt waren. Eine therapeutische Begleitung dafür ist besonders in der Kindheit und etwa ab dem 40. Lebensjahr Erfolg versprechend. Die Arbeit mit dem Einzelauge ist ein sensitiver Prozess, auf den ich meine Klienten sorgfältig vorbereite.

## Wenn jemand sein nicht dominantes Auge komplett ausblendet

Wenn ein Mensch *nur* sein Führungsauge lebt und sein nicht dominantes Auge völlig im Unbewussten ist, nennt man dies Suppression (engl. Unterdrückung).

Beispiel: In meine Praxis kam der 38-jährige Peter, Vaterkind, Führungsauge rechts. Deckte ich das linke Auge ab, hatte er auf dem rechten Auge eine Sehleistung von 100 %. Deckte ich das rechte Auge ab, zeigte das linke Auge ebenfalls eine Sehleistung von 100 %. Nun machte ich einen weiteren Test mit dem Klienten: Ich baute vor beiden Augen spezielle Filter ein, die für das rechte und das linke Auge unterschiedliche Bilder gleichzeitig durchlassen. Peter sah oder las nur das Symbol oder die Buchstaben, die sein rechtes Auge wahrnahm. Auf der nachfolgenden Abbildung nur die obere Zahlenreihe 2, 8, 9, 3. Die gleichzeitig für das linke Auge angebotenen Zeichen und Buchstaben (in der Abbildung die Zahlen 8, 3, 5, 9) konnte er nicht wahrnehmen. Sobald ich jedoch das rechte Auge abdeckte, erschienen sie für ihn wie aus dem Nichts.

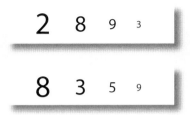

Für den Alltag bedeutet dies zum Beispiel: Peter erhielt keine Unterstützung durch sein mütterliches Potenzial, obwohl dieses nachweislich vorhanden war, da die väterliche Energie die mütterliche zur Seite schob. Dahinter stand eine Kindheit, in der die Mutter sich stets zurückgenommen hatte, sobald der Vater nach Hause kam und »in Erscheinung trat«. Das gute Potenzial der Mutter wurde erst sichtbar, wenn der Vater ausgeblendet wurde.

Oftmals zeigt sich so eine Einseitigkeit in einem schiefen Gang, in Taubheit, Erkrankungen auf einer Körperseite oder Ähnlichem.

Therapie bedeutet im Fall Peter: Die (innere) Mutter bleibt stehen und bleibt in ihrer Kraft, wenn der Vater auftaucht. Dies verändert natürlich das gesamte Familiensystem in seiner Statik. Es ist genauso, als wenn jemand, der bisher schief gelaufen ist, beginnt gerade zu gehen. Damit die Auswirkungen auf das Familiensystem getragen werden können, sind in Einzelfällen weitere systemische Interventionen (zum Beispiel eine Familienaufstellung innerhalb einer Therapiegruppe) hilfreich.

Meine Vorgehensweise in der Sehtherapie bei einer Suppression, damit der Klient in sein volles Potenzial kommt:

» Ich unterstütze in der Sehtherapie das nicht dominante Auge (in unserem Fall das Mutterauge), zum Beispiel durch eine Therapiebrille. Dabei wird das dominante Auge in seiner Sehleistung durch eine reduzierte, unterkorrigierte Brille oder eine spezielle Filterfolie bewusst herabgesetzt, um dem anderen Auge eine Chance zum »Wachstum« zu geben.

- » Ich decke in der Sehtherapie ganz gezielt das dominante Auge ab und lasse den Klienten mit dem nicht dominanten Auge fühlend wahrnehmen, was an Kräften und Potenzialen in ihm verborgen steckt.
- » Durch Sehübungen (3-D-Übungen) trainiert der Klient das nicht dominante Auge – bei gleichzeitiger Anwesenheit des dominanten Auges –, präsent zu bleiben und somit in sich beide Elternprogramme gleichzeitig vorliegen zu haben.

## Die Programme der Großeltern in unseren Augen

Meine Augen vermitteln mir Zugang zum jeweiligen Elternteil – und dessen Eltern. Das bedeutet: Wenn ich mit dem rechten, dem Vaterauge meine Welt betrachte, bekomme ich Zugang zum Denken und Fühlen meines Vaters und dessen Eltern. Wenn ich mit dem linken Auge sehe, bekomme ich Zugang zum Denken und Fühlen meiner Mutter und deren Eltern. Das Erleben meiner Welt wird geprägt durch diese sechs Persönlichkeiten mit all ihren Stärken und Schwächen. Diese sechs Personen spielen im Stück meines Lebens unterschiedliche Rollen. Mit meinem Ich sind wir insgesamt sogar sieben. Es ist meine Aufgabe, die Rolle als Regisseur zu 100 % wahrzunehmen. Das ist das Ziel von jedem Menschen.

Habe ich beispielsweise einen aggressiven Großvater gehabt mit Alkoholproblemen, der seinen Sohn, meinen Vater, geschlagen hat, werde ich ihn möglicherweise rundweg ablehnen. Damit lehne ich aber auch einen Anteil der väterlichen Linie in mir ab. Im Rahmen der Sehtherapie bekomme ich Zugang zur wahren Natur meines Großvaters, zu dem, was hinter all den Problemen und Schwierigkeiten lag, warum mein Großvater sich so verhalten hat. Möglicherweise war der Großvater kriegstraumatisiert und hatte in Wirklichkeit ein weiches Herz, das sich durch die Kriegserlebnisse verschließen musste, um zu überleben. Mitgefühl und Verstehen ist auch hier der erste Schritt, das natürliche Potenzial meines Großvaters anzunehmen und zu leben.

## Beispiel: Lösung einer Blockade aus der Großeltern-Generation

Mitunter werden extrem belastende Erlebnisse so abgekapselt, dass erst die übernächste Generation die Möglichkeit einer Aufarbeitung hat. Hier arbeite ich mit der Großeltern-Generation, indem ich den Klienten bitte, das Auge der nicht betroffenen genetischen Linie abzudecken. Hierzu ein Beispiel aus meiner Praxis:

In meine Praxis kam die elfjährige Maria mit ihrer Mutter. Die Anamnese ergab: Marias rechtes Auge hatte 80 %, ihr linkes Auge 10 % Sehleistung. Maria konnte ihr linkes Auge nicht fixieren, sie hatte mit ihm keine Zentralsehschärfe. Eine optische Korrektur hatte keine Verbesserung gebracht.

Marias Eltern und Großeltern stammen aus dem früheren Jugoslawien. Die Mutter berichtete, dass ihre Tochter immer wiederkehrende Träume hatte. Maria sah in ihnen die Erschießung von vielen Männern. Sie sah deren Gesichter und beschrieb sie.

Marias Mutter hatte bereits durch eine systemische Aufstellung mit der mir bekannten Familientherapeutin Marianne Wiendl vorgearbeitet. Aus der systemischen Aufstellung hatte sich ergeben: Die Großmutter (Mutter der Mutter) hatte als 14-jähriges Mädchen die Erschießung aller Männer des Dorfes mit ansehen müssen. Sie hatte über dieses Ereignis nie sprechen können, auch nicht mit ihrer Tochter.

Dies erklärt, warum Maria mit dem linken Auge, dem Mutterauge, keine Zentralsehschärfe hatte und eine optische Korrektur nicht erfolgreich sein konnte. Maria sah im Traum das Erleben der Großmutter. Deswegen konnte sie mit dem linken Auge Objekte nicht direkt anschauen.

Nach vorbereitenden Augenübungen machte ich mit Maria die Arbeit mit dem Einzelauge. In den nächsten Wochen verbesserte sich die Sehleistung ihres linken Auges Schritt für Schritt auf 60 %. Zugleich begann sich die Zentralsehschärfe zu entwickeln.

Das traumatische Erlebnis der Großmutter war offenbar so stark abgekapselt, dass es notwendig gewesen war, eine Generation zu überspringen. Die Umstände im Außen mussten durch das Leben erst geschaffen werden, um eine Bearbeitung zu ermöglichen.

Maria lebte in guten, nicht belastenden Verhältnissen. Ihre Seele hatte sich bereit erklärt, das Leid der Großmutter auf sich zu nehmen. Durch Marias Träume war ihre Mutter aufmerksam geworden und hatte begonnen, die eigene Familiengeschichte zu erforschen und systemisch zu bearbeiten, was zur Aufdeckung des Erlebnisses der Großmutter geführt hatte. Durch die gegenseitige Liebe von Mutter, Großmutter und Maria wurde die Tür zum abgekapselten Erlebnis wieder geöffnet. Dadurch war eine Aufarbeitung des Traumas der Großmutter möglich.

In diesem Beispiel lässt sich nachvollziehen, welche Seelenprozesse unbewusst nicht nur in Maria, sondern in anderer Form und in anderem Ausmaß in uns allen ablaufen. Systemische Sehtherapie bedeutet die Befreiung von Leid für uns, unsere Eltern und unsere Großeltern.

Die positive Erfahrung von Maria, wie die ganze Familie Leid aufgearbeitet hat, wird Auswirkungen auf ihre Zukunft und die ihrer Kinder haben.

## Aktivierung des Führungsauges im Beispiel Wassili

Wie wir bereits erkannt haben, kann es fatale Folgen haben, wenn jemand genau die genetische Linie, die seinem Führungsauge – und damit seiner Lebensaufgabe – entspricht, ablehnt und versucht, sein Leben auf dem nicht dominanten Auge aufzubauen. Im Rahmen einer Sehtherapie ist es möglich, den Klienten wieder an sein Führungsauge zu erinnern und so einen Heilungsprozess einzuleiten.

Ein weiteres eindrückliches Beispiel, wie das Erkennen der Familiengeschichte zur Heilung führen kann, ist Wassili. Wassili ist vom Führungsauge her Vaterkind, ist aber bei der Mutter groß geworden und konnte deshalb seine männlichen Anteile nicht leben und entwickeln.

Wassili kam in meine Praxis, weil er unter Existenzangst, Schlafstörungen, Depression mit Suizidgedanken litt. Nur die Tatsache, dass er Frau und Kinder hat, hielt ihn davon ab, von der Brücke zu springen. Er brauchte Schlafmittel und nahm Medikamente gegen seine Depression. Der Auftrag eines Fernsehsenders, für den Wassili einen Film über Emotionen angenommen hatte, war der Auslöser für den jetzigen Emotionsschub. Bei den Vorbereitungen kam ihm mehr und mehr seine eigene Familiengeschichte ins Bewusstsein. Diese hatte ihn dazu geführt, sich selbst unter Druck zu setzen. Er schraubte seine Anforderungen an sich sehr hoch, wahrscheinlich zu hoch.

Seine Eltern hatten sich getrennt, als er erst wenige Wochen alt war. Sein Vater war Musiker, wollte Karriere machen und fühlte sich durch das Kind in seiner Entwicklung gehindert. Er glaubte, ein zweiter Karajan zu sein. Dieser Traum erfüllte sich aber nicht. Wassilis Mutter war eine begabte Künstlerin und hätte berühmt werden können. Doch sie verzichtete auf eigenen Ruhm und unterstützte stattdessen die Entwicklung ihres Sohnes. Sie entwickelte mannigfache psychosomatische Krankheitsformen, doch sie war ein Stehaufmännchen. Sie studierte, wurde Lehrerin, engagierte sich erfolgreich in der Politik und erzog Wassili alleine. Und sie erzog ihn so, wie sie selbst war: streng und leistungsorientiert. Zum Vater gab es keinen Kontakt.

Im Alter von 49 Jahren kam die Mutter bei einem Autounfall ums Leben. Ich fragte Wassili, ob es vielleicht ein verdeckter Suizid gewesen sein könnte. Er schaute mich erstaunt an und begann zu weinen. Für ihn gab es keinen Grund und keinen Hinweis auf einen Suizid, da sie seit zwei Jahren einen Freund hatte und lockerer geworden war. Sie schien endlich glücklich zu sein. Eigentlich sollte er mit im Auto sitzen, erzählte er, und brach immer wieder in Tränen aus. Er war in einem Kanutenteam auf einer Trainingsreise. Der Trainer war der Freund seiner Mutter. Sie kam mit dem Auto hinterher und wollte mit ihm dann ins nächste Zeltlager fahren. Wassili jedoch hatte beschlossen, lieber mit seinen Kameraden, seinen gleichaltrigen Freunden, schon vorauszufahren. Es war sein Geburtstag. Deshalb saß er nicht in dem Auto, als seine Mutter ohne erkennbaren Grund gegen einen Baum fuhr. Nach zwei Tagen auf der Intensivstation starb sie. Wassili durfte seine Mutter weder im Krankenhaus noch als Tote sehen. Man wollte ihm den Anblick ersparen, er sollte seine Mutter als lebendiges Wesen in Erinnerung behalten. Die Erinnerung daran ließ die Tränen strömen.

In seiner bisherigen Therapie wurde der Tod der Mutter nie thematisiert, es ging immer nur um seine aktuellen Probleme.

Nach dem Tod der Mutter gab es kurzfristig Kontakt zum Vater, der jedoch bald wieder abbrach, weil sich der Vater nicht wirklich für seinen Sohn interessierte. Als Wassili heiratete, lud er den Vater zur Hochzeit ein. Er kam nicht, teilte ihm einen Tag später lediglich per Fax mit, dass es aus terminlichen Gründen nicht möglich gewesen sei.

Wir begannen die erste Therapiesitzung mit dem Vaterauge. Das Mutterauge war mit einer Augenklappe abgedeckt.

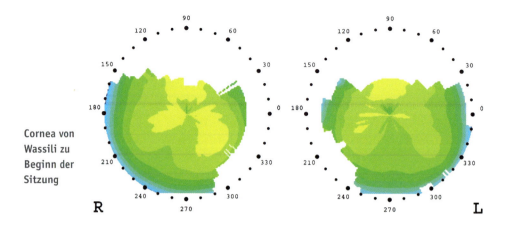

Cornea von Wassili zu Beginn der Sitzung

Der Raum wurde von ihm (Vater) als zu kühl empfunden. Der Fußboden gefiel ihm auch nicht. Sein Blick fiel auf ein optisches Gerät (Spaltlampe) und erstarrte. Auf die Frage, an was ihn das erinnere, sagte er erstaunt und zögerlich: an einen Gynäkologenstuhl. Für einen Mann sehr merkwürdig. Ich deckte das Gerät mit einem Tuch ab, aber ein wenig Unbehagen blieb. Er wünschte sich Vorhänge für den Raum. Der Blick nach draußen in den Garten interessierte ihn nicht. Als ich ihn fragte, was er bezüglich meiner Person empfinde, antwortete er: »sympathisch, aber abwartend«.

Seine Körpersprache war starr. Ich baute mich vor ihm auf. Er bekam Angst, wollte sich zurückziehen. Schon wenige Zentimeter Abstandsveränderung, in denen ich mich bewegte, lösten sehr unterschiedliche Empfindungen bei ihm aus. Drehte er den Kopf leicht nach links, wollte er mich beim Händedruck am liebsten wegschieben. Drehte er den Kopf nach rechts, geschah das Gegenteil. Seine rechte Hand, die in meiner lag, wollte mich festhalten. Befand sich mein Gesicht etwa 30 Zentimeter vor seinem, hatte er das Gefühl, dass ich Besitz von seinem Kopf ergriff und in seinem Kopf war. Entfernte ich mich nur zwei Zentimeter weg von ihm, erzeugte das in ihm ein Gefühl der Einsamkeit. Je weiter ich mich entfernte, bis zu vier Metern, umso weniger war ich spürbar. Ja, ich störte letztendlich. Ich verließ scheinbar den Raum, war außerhalb seines Gesichtsfeldes. Für 60 Sekunden. Ich ließ Wassili allein, dann fragte ich ihn, wie er sich in dieser Zeit gefühlt hatte. »Viel besser«, sagte er, »als Sie dahinten standen. Aber jetzt« – ich stand zwei Meter von ihm weg – »bin ich froh, dass Sie wieder da sind, kommen Sie doch bitte näher.« In seinem Gesicht war deutliche Entspannung zu sehen.

Dann arbeitete ich mit dem Mutterauge. Auch hier begann ich mit der Frage, wie sie sich im Raum fühlte. Die Mutter interessierte sich nicht für den Raum. Ihr Blick ging sofort nach draußen, sie erwähnte immer wieder die Farben und wollte am liebsten hinausgehen in den Garten. Als sie das optische Gerät erblickte, erstarrte sie. Auf die Frage, an was sie das erinnerte, kam sehr nachdenklich, aber klar die Antwort: »Am Ende meines Lebens bin ich mit solchen Apparaten am Leben erhalten worden, bis sie nach zwei Tagen abgeschaltet wurden.« Da wäre sie dann gestorben. Der Geist der Mutter hatte ganz klar den Raum betreten. Der Klient sagte alles ganz ruhig.

Ich sprach mit seiner Mutter und fragte nach ihrem Autounfall. Er bzw. sie brach in Tränen aus, schluchzte heftig und sagte: »Ich hätte das nicht tun sollen. Ich habe meinen Sohn alleingelassen. Aber ich wollte nicht mehr leben. Alles war so mühsam, ich hatte keine Kraft mehr.« Ich fragte nach ihrem Freund. »Mit dem ging es Ihnen doch gut.« Es kam ein vehementes Nein. »Es gab für uns keine Zukunft. Er hatte eine kranke Frau und zwei kleine Kinder. Er konnte sich nicht für mich entscheiden. Ich habe Schluss gemacht. Es tut mir so leid, ich habe meinen Sohn allein zurückgelassen, aber ich war am Ende, fertig mit dem Leben.« Ob sie das Gleiche heute noch einmal tun würde? »Ich weiß nicht, vielleicht.«

Ich sprach über die heutigen Methoden, sich in solcher Verzweiflung Hilfe zu holen, dass es damals noch nicht üblich war, und für sie als starke Frau, die es gewohnt war, alles allein zu lösen, schon gar nicht. Ich achtete und lobte ihre Stärke und Tatkraft. Ihr Sohn hätte viel von ihr. Auch er stehe vor einer ähnlichen Frage, ob sein Leben noch lohnenswert ist. Ich wüsste, dass die Enttäuschung über die Absage ihres Sohnes, am Geburtstag lieber mit seinen Freunden zusammen zu sein, der letztendliche Auslöser für ihr Verhalten war. Hätte ihr Sohn mit im Auto gesessen, wäre sie nicht gegen den Baum gefahren. Ich bat sie, noch einmal in ihr Auto einzusteigen, dieselbe Straße, derselbe Baum.

»Denken Sie jetzt an Ihren Sohn, der im Zeltlager auf Sie wartet und sich auf seine Mutter freut. Denken Sie an den Schmerz, der Ihnen 20 Jahre nach Ihrem Tod noch präsent ist. Haben Sie gelernt? Ihr Verhalten damals ist aus Unkenntnis und Einsamkeit heraus entstanden. Niemand verurteilt Sie dafür. Niemand! Und jetzt entscheiden Sie sich: Nehmen Sie wieder den Baum oder fahren Sie weiter zu Ihrem Sohn?«

Sie antwortete: »Ich bin schon weitergefahren und komme gerade im Zeltlager bei meinem Sohn an, ich umarme ihn und bin so froh, ihn zu haben.« Dann sprach sie zu ihrem Sohn: »Bitte entschuldige, dass ich so lieblos zu dir war. Ich habe dich nicht Kind sein lassen, ich habe dich als Partnerersatz missbraucht. Ich war so streng zu dir. Damit habe ich dir einen Teil deiner Kindheit genommen. Bitte verzeih mir. Bitte mach nicht denselben Fehler mit deinen Kindern. Liebe sie, sei gut zu ihnen. Sei ihnen ein besserer Vater, als ich Mutter zu dir war. Ich halte dich ganz fest und bin so froh, dass du da bist. Bitte entschuldige, dass ich nicht liebevoll genug zu dir war. Jetzt muss ich mich verabschieden. Ich gehe, aber ich komme wieder.«

Wassili fiel erschöpft zurück. Er zitterte am ganzen Körper und bat, berührt zu werden. »Wie oft habe ich mir das gewünscht«, sagte er später.

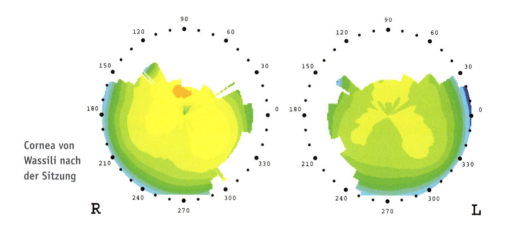

Cornea von Wassili nach der Sitzung

## Aktivierung des Führungsauges im Beispiel Elsbeth

Elsbeth kam auf Krücken in meine Praxis, eigentlich wegen ihrer Augen. Sie war kurz nach ihrer Geburt an einer schweren Hüftentzündung erkrankt. Im Laufe der Jahre hatte sich als Folgeerkrankung noch eine schwere Dickdarmentzündung entwickelt. Darunter litt sie auch noch, als sie in meine Praxis kam.

Die Anamnese ergab: Ihr Vater war eine schwache und kränkelnde, eher hypochondrische Persönlichkeit. Er starb im Alter von 72 Jahren an einem Magengeschwür und einer Darmlähmung. Unabhängig davon verehrte sie ihn sehr. Ihre Mutter erlebte Elsbeth als übergriffig, dominant, bedrohlich, kontrollierend und lehnte sie deshalb ab. Sie telefonierte jedoch trotz allem täglich mit ihrer Mutter, die vor Jahren einen leichten Schlaganfall erlitten hatte. Nachfolgend die Beschreibung der entscheidenden Therapiesitzung:

Ich bat Elsbeth, ein Gespräch mit ihrer Mutter darzustellen. Zu diesem Zweck deckte ich ihr linkes Auge ab. So war nur das rechte Auge geöffnet. Die Struktur ihres Vaters wurde nun aktiviert und ich begann mit Elsbeth ein imaginäres Telefonat. Ich fragte sie: »Hallo Mama, wie geht es dir?« Elsbeth sagte: »Ich bin froh, dass ich keinen erneuten Schlaganfall hatte.«

Dann deckte ich ihr rechtes Auge ab und Elsbeth schaute nur mit dem linken Auge. Die Struktur ihrer Mutter wurde aktiviert und sie begann (aus ihrem Mutterprogramm heraus) zu sprechen. Ich fragte sie: »Hallo Mama, wie geht es dir?« Elsbeth sagte nun: »Ich höre die Vögel singen, die Sonne scheint und ich freue mich, dass es mir so gut geht.«

Anschließend machte ich mit ihr die Stehübung. Dafür hielt ich die Klientin leicht an beiden Händen und bat sie, sich auf das Standbein zu konzentrieren und das andere Bein ganz leicht anzuheben. Elsbeth wählte als Standbein ihr rechtes Bein, das ohnehin schwach und behindert war. Sobald sie das linke Bein versuchte zu heben, drohte sie umzufallen. Daraufhin bat ich Elsbeth, sich auf das linke Bein zu stellen und das rechte Bein leicht anzuheben, was Elsbeth mühelos gelang.

Nach den beiden Übungen wurde Elsbeth schlagartig bewusst, was sie gerade gesagt und erlebt hatte. Ihr innerer Vater (rechtes Auge) sprach sofort über das Thema Schlaganfall, was seiner hypochondrischen Natur entsprach. Er hatte in erster Linie das Negative im Blick. Ihre angeblich übergriffige Mutter hatte das Vogelgezwitscher und den Sonnenschein wahrgenommen. Das »Vaterbein«, auf das sie sich ein Leben lang gestützt hatte, war ihr schwaches Bein, das eine Krücke brauchte.

Elsbeth erkannte ihren Irrtum. Ihre Kraft, Stärke und Fröhlichkeit hatte sie von ihrer Mutter und nicht von ihrem Vater. Ihr Leben lang hatte sie versucht, auf dem rechten Bein und ihrer schwachen rechten Hüfte zu stehen. Aber die rechte Seite, die für den Vater steht, konnte sie nicht tragen. Den starken, fröhlichen und lebensbejahenden Anteil ihrer Mutter hatte sie bisher abgelehnt. Nun realisierte sie, warum ihre Mutter stets alles im Griff haben musste. Obwohl die Klientin ihren Vater als liebevoll wahrgenommen hatte, wurde ihr bewusst, dass ihr Vater seine Rolle als Ehemann und Vater nicht wirklich wahrgenommen hatte. Die Mutter war aufgrund der Umstände und ihrer starken Konstitution gezwungen, das Heft in die Hand zu nehmen. Erst durch diesen Prozess wurde Elsbeth offen für eine Sehtherapie. Sehen bedeutet hier: hinsehen, klar sehen, Realität erkennen, eigene Sichtweisen überprüfen und korrigieren. Nach dieser Erkenntnis probierte Elsbeth aus, wie es sich anfühlt, mehr auf dem linken Bein zu stehen. So entstand Vertrauen in das positive Potenzial ihrer Mutter. Auf dem Corneabild des linken Auges ist die positive Veränderung deutlich sichtbar.

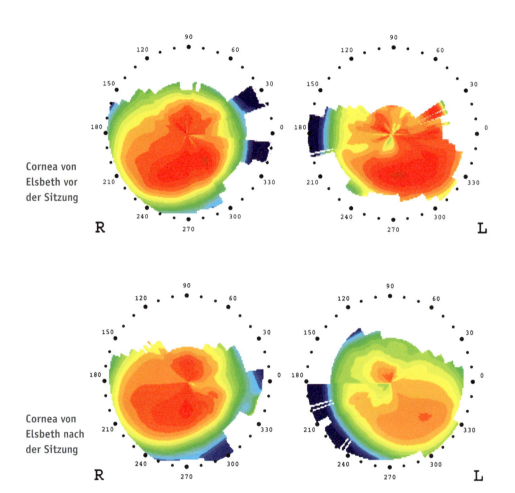

Cornea von Elsbeth vor der Sitzung

Cornea von Elsbeth nach der Sitzung

Indem Elsbeth lernte, ihre Mutter einschließlich ihrer Dominanz anzunehmen, wuchs ihr auch die Kraft zu, die sie für ihre Lebensbewältigung brauchte. Elsbeth verließ meine Praxis ohne Krücken und die Dickdarmentzündung trat in den nächsten fünf Monaten auch nicht mehr in Erscheinung. Ganz nebenbei bemerkt, erzielte Elsbeth auch eine deutliche Verbesserung ihrer Sehleistung.

## Unterschiedliche Elternprogramme erzeugen innere Blockaden

Ergänzte sich die Ehe unserer Eltern harmonisch (Synergie), so fällt es uns leichter, die Programme der Eltern in uns zu integrieren. War die Ehe der Eltern weniger harmonisch, werden wir größere Schwierigkeiten haben, das Potenzial der Eltern und Ahnen zu integrieren und zu leben.

Wenn die Programme der Eltern extrem unterschiedlich sind, ist dies auf der einen Seite eine große Belastung für den Klienten. Er erlebte es als eine große Dehnung, so als wenn es ihn fast zerreißt. Aber die Chance für geistig-seelisches Wachstum ist in solchen Fällen besonders groß.

In der Sehtherapie erlebt der Klient am eigenen Leib, wie seine Eltern miteinander umgegangen sind. Wenn er sich damit auseinandersetzt und die Programme als zu sich zugehörig akzeptiert, hat er dadurch die Chance und die Aufgabe, eine große seelische Bandbreite zu entfalten.

Immer wieder kommt es vor, dass in der therapeutischen Arbeit mit dem Vater-/Mutterauge der Klient feststellt, dass die mitgegebenen Programme beider Eltern extrem unterschiedlich sind oder gar nicht zusammenpassen.

Ein Beispiel:

Zu mir kam ein Klient, der darüber klagte, dass er sich im Bereich Liebe und Partnerschaft blockiert und entscheidungsunfähig fühle. Sein Vater war ein sinnlicher, sanfter Genießer, während seine Mutter eine klar strukturierte Geschäftsfrau war. In der Therapie deckte ich das linke Auge mit einer Augenklappe ab. Ich ließ ihn ein sehr blumiges, erotisches Parfum riechen. Im Klienten stieg spontan die Erinnerung an ein angenehmes, erotisches Erlebnis seiner Jugend auf und er fühlte sich entspannt und gelöst. Nun deckte ich das rechte Auge ab und ließ den Klienten das linke Auge öffnen. Ich hielt ihm dasselbe Parfum unter die Nase. Der Klient zuckte zusammen und erinnerte sich an Putzmittel, Schläge und Krankenhaus. In der mütterlichen Erbinformation war das erotische Erleben blockiert.

Im Laufe der weiteren Sehtherapie haben wir daran gearbeitet, die Negativprogrammierung dieser Mutteranteile aufzulösen. Dadurch wurde der Klient beziehungsfähig.

Einige Zeit später rief mich der Klient an und teilte mir mit, dass er mittlerweile in einer glücklichen Beziehung leben würde. Statt seinem bisherigen »Jein« konnte er endlich aus vollem Herzen »Ja« sagen!

## Selbstsabotage-Programme lösen

Viele Menschen leiden unter Selbstsabotage-Programmen. Es gibt mittlerweile zahlreiche therapeutische Interventionen, um solche Programme zu lösen, doch manchmal bleiben sie allesamt erfolglos. In solchen Fällen lohnt es sich zu prüfen, ob extrem unterschiedliche oder gar widersprüchliche Elternprogramme dahinterstehen.

In Familien, in denen die Eltern sich gegenseitig sabotiert haben oder viele Dinge unter den Teppich gekehrt wurden, liegen unterschwellige »Trojaner« vor, welche die guten therapeutischen Erfolge wieder zunichtemachen. Das »Mutterprogamm« sabotiert, was das »Vaterprogramm« Neues entwickelt hat – oder umgekehrt.

Die Kinder tragen in dem Fall die unausgegorenen Konflikte der Eltern in sich und wissen es in der Regel nicht. Egal, was sie tun, es passiert kein Fortschritt, manchmal sogar das Gegenteil des Erwünschten.

Einen Schlüssel zu dieser Erkenntnis lieferte mir der 58-jährige Hartmut, der als Klient in meine Praxis kam.

Hartmut hatte unterschiedliche Brillenstärken, das rechte Auge war fehlsichtiger als das linke Auge, und er hatte einen leichten Höhenschielfehler. Hartmut hatte bisher keine Brille getragen und deshalb auch keine Chance zu einem beidäugigen, ausgeglichenen Sehen gehabt.

Hartmut klagte darüber, dass er in unregelmäßigen Abständen Ekzeme bekäme, und zwar immer dann, wenn unlösbare oder dramatische Beziehungsthemen in seiner eigenen oder seiner Herkunftsfamilie auftauchten.

Im Rahmen seiner Sehtherapie machte Hartmut die von mir vorgeschlagenen Augenübungen. Zudem verordnete ich ihm eine Brille, die es ihm ermöglichte, mit beiden Augen gleich gut und koordiniert zu sehen.

Als Hartmut das nächste Mal in meine Praxis kam, beklagte er sich darüber, dass nach der Sitzung bei mir die Ekzeme in besonders heftigem Maß aufgetaucht waren.

Dies ist der Ausnahmefall einer Erstverschlimmerung, wie er in der Homöopathie bekannt ist. Das Ekzem zeigte mir, dass »unter der Oberfläche« etwas sein musste, das heraus will. Ich vermutete, dass es ein unter der Oberfläche brodelndes Thema geben müsse, eine Art Selbstsabotage-Programm, das durch die Therapie aktiviert worden war.

Da in Hartmuts Ursprungsfamilie Dinge unter den Teppich gekehrt wurden (»Man spricht nicht darüber«), war dies für mich ein Hinweis, dass dort die Ursache für Hartmuts Ekzeme liegen könnte. Ich bat Hartmut, bis zur nächsten Sitzung seine Fühler darauf auszurichten, ob es ein solches Thema bei ihm oder in seinem Familiensystem geben könne.

Daraufhin führte Hartmut ein Gespräch mit seinem Onkel väterlicherseits. Einem Nebensatz entnahm er, dass es auf der väterlichen Seite ein Familiengeheimnis über ein außereheliches oder ungeborenes Kind geben musste. Hartmut hatte schon viele Versuche unternommen, dieses Problem zu lösen. Ohne wirklichen Erfolg hatte er auch schon an mehreren Familienaufstellungen teilgenommen.

Da es sich um die väterliche Linie handelte, ließ ich Hartmut eine Augenklappe auf das linke Auge setzen. Meine Idee war es, Hartmut als Stellvertreter für seinen eigenen Vater aufzustellen. Hartmut schlüpfte in die Rolle seines Vaters, und sehr schnell tauchte die Erinnerung daran auf, dass er (der Vater) ein außereheliches Kind gezeugt hatte, welches von seiner Mutter, also der Großmutter des Klienten, komplett abgelehnt worden war. Es durfte niemals erwähnt werden. Es war sozusagen aus dem Familiensystem ausgeschlossen. Dieses Kind war sehr früh gestorben.

Ich selbst stellte mich als Stellvertreter für dieses Kind zur Verfügung. Ich – stellvertretend für das Kind – fühlte mich klein und zusammengedrückt, wie in einer Kiste. Als im Rahmen der Sitzung der Vater es schaffte, sich über das Verbot der Mutter hinwegzusetzen, und mich (repräsentativ für das Kind) anschauen konnte, breitete sich in mir ein Gefühl von Öffnung, Weite und Licht aus.

Im weiteren Verlauf der Sitzung legte Hartmut seine Augenklappe ab und stand nun als Bruder vor seiner Halbschwester. Es fiel eine Last von ihm ab und es zeigte sich bei ihm eine deutliche seelische Öffnung. Nach dieser Sitzung war er frei von Ekzemen. Nach meiner Kenntnis sind sie nie mehr wiedergekommen.

Dieses Beispiel zeigt, dass Neigungen zur Selbstbestrafung oftmals in Konflikten zwischen den Vater- und Mutterprogrammen liegen können. Das Ekzem war bei Hartmut so eine Selbstbestrafung. Der Vater fühlte sich schuldig dafür, das außereheliche Kind gezeugt und es zudem »unter den Teppich gekehrt«, also nicht zu ihm gestanden zu haben.

Viele Menschen drücken in ihrem Leben Selbstbestrafungstendenzen aus. Dies kann sich zeigen in einem gescheiterten Leben, in schwierigen Beziehungen, bis hin zu sexuellem Masochismus. Ein versierter Therapeut fragt sich in solchen Fällen: Wer ist es eigentlich wirklich, der hier bestraft/sabotiert werden soll? Die Hintergründe dafür können, wie das obige Beispiel zeigt, in den Herkunftsfamiliensystemen liegen. Solch schwierige Themen können oftmals nur aufgedeckt werden, wenn wir bei den systemischen Aufstellungen Vater- und Mutteraspekte einzeln betrachten und separat systemisch aufstellen, sodass nicht das jeweils andere Elternprogramm die Aufdeckung der Wahrheit sabotiert.

# Ein Exkurs über das Sehen

Man sieht nur mit dem Herzen gut.
Das Wesentliche ist für die Augen unsichtbar.
*Antoine de Saint-Exupéry*

## Warum können wir sehen?

Die Augen sind nicht nur die Fenster unserer Seele. Sie sind auch auf der materiellen, grobstofflichen Ebene die Fenster zum Körper. Sie befinden sich in einer knöchernen Augenhöhle, wo sie von jeweils vier geraden und zwei schrägen äußeren *Augenmuskeln* gehalten werden. Die Augenmuskeln sorgen in ihrem Zusammenspiel dafür, dass sich die Augen in alle Richtungen bewegen können.

Der erste Teil des Auges, der vom Licht berührt wird, ist die *Hornhaut (Cornea)*. Sie ist durchsichtig und wölbt sich wie ein Uhrenglas über die *Regenbogenhaut (Iris)*. Die Iris ist der farbige Teil des Auges, der sich in brauner, blauer oder grüner Farbe zeigt. Die Farbe der Iris wird durch Farbpigmente erzeugt und verändert sich im Laufe des Lebens und je nach Stimmungslage.

Die *Pupille* ist der schwarze sichtbare Teil in der Mitte der Iris. Sie ist eine Öffnung, durch die das Licht ins Auge fällt. Die Pupille reagiert auf den Lichteinfall. Sie sorgt dafür, dass wir im Dunkeln gut sehen können und im Hellen nicht geblendet werden, wie die Lochblende eines Fotoapparates. Unsere Pupillenreaktion hängt auch eng mit unserer psychischen Befindlichkeit zusammen.

Nachdem das Licht die Pupille passiert hat, erreicht es als Nächstes die *Augenlinse*. Sie hat die Aufgabe, ähnlich wie eine Lupe, die Lichtstrahlen zu bündeln. Die Linse wird dicker oder dünner, je nachdem, ob wir auf ein nahes Objekt (Verdickung) oder ein entfernteres Objekt (Verflachung) schauen. Sie ist vergleichbar mit einem Vario-Objektiv eines Fotoapparates.

Das Weiße des Auges, das sich um die Cornea herum befindet, nennen wir die *Lederhaut (Sklera)*. Sie trägt diesen Namen, weil sie derb wie Leder ist. Die Lederhaut ist eine dicke, vorwiegend aus kollagenen Fasern aufgebaute dehnungsfeste Bindegewebskapsel, die – unterstützt vom Augeninnendruck – die Form des Auges aufrechterhält.

Da die sechs Augenmuskeln an der Lederhaut angewachsen sind, muss sie sehr stabil sein, um die Zugkräfte aufzufangen, damit die runde Form des Auges erhalten bleibt und sie das Auge weiter schützen kann. Wenn die Muskelkräfte im Ungleichgewicht sind, kann es auch zu einem Blutstau innerhalb der Sklera kommen. Die Folgen sind eine verminderte Zufuhr von Blut, Sauerstoff und Tränenflüssigkeit und daraus resultierend trockene Augen, ggf. auch eine Bindehautentzündung. Dies zeigt sich u.a. in einer geröteten Sklera (man sieht Adern im Weißen des Auges). In der Sklera-Aufnahme ist dies deutlich sichtbar.

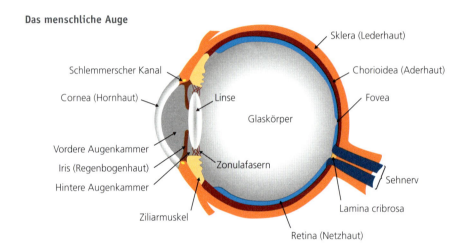

**Das menschliche Auge**

Gezielte Augenübungen führen zu einer Lockerung der Spannung in den Augenmuskeln. So wird die Blutversorgung wieder verbessert. Die Blutgefäße bilden sich zurück. Das Gewebe erhält mehr Sauerstoff. Die Cornea wird wieder entlastet. Blut, Sauerstoff und Tränenflüssigkeit können wieder frei fließen. Der Erfolg ist fühlbar und an einem deutlichen Zurückgehen der Rötung sichtbar. Mitunter führt so ein Sehtraining auch recht schnell zu einer veränderten Sehleistung. Dies gilt es über mehrere Messungen zu kontrollieren, bevor der Klient tatsächlich eine neue optische Korrektur erhält.

Vergleichen wir das Auge mit einem Haus, stellt die Lederhaut die Außenmauern dar, während die Cornea dem Fenster entspricht, durch das wir in die Welt hinausschauen und durch das das Licht die Informationen der Welt zu uns hineinbringt. Die Lederhaut hält alles an seinem Platz und repräsentiert die innere Ordnung oder – falls unerlöst – Starrheit.

Innerhalb der Lederhaut befindet sich die *Aderhaut* – sie sorgt für die Durchblutung des Auges. Die nächstinnere Schicht ist die *Netzhaut* (*Retina*), Ihre »innere Satellitenschüssel«. Die Netzhaut ist die entscheidende Grenzschicht zwischen innen und außen. Hier werden die Lichtteilchen (Lichtquanten) in elektrische Signale umgewandelt. Wie wir noch näher erfahren werden, gibt es ein zentrales und ein peripheres Sehen. Das zentrale (mentale) Sehen bezieht sich auf das Objekt, auf das wir bewusst unsere Aufmerksamkeit richten. Das periphere (emotionale) Sehen symbolisiert das Umfeld, quasi die »Hintergrundmusik« für unser Sehen.

Beim idealen Sehvorgang treffen die zentralen Lichtstrahlen in die *Sehgrube* (*Makula*), die Stelle des besten Sehens. Die peripheren Lichtstrahlen treffen zugleich auf die umliegenden Bereiche der Netzhaut.

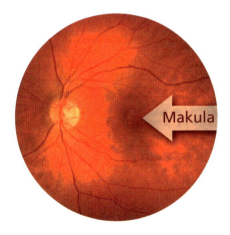

Auf der gesamten Netzhaut befinden sich Lichtrezeptoren, die das Licht in elektrische Signale umwandeln und über den Sehnerv ins Gehirn weiterleiten.

Dass wir Farben sehen können, verdanken wir hauptsächlich den Rezeptoren in der Makula (»Zapfen«). Die in der Makula befindlichen Lichtrezeptoren sind in der Lage, die Frequenzen des Lichts zu lesen und als Farbsignal weiterzuleiten. Die Rezeptoren am übrigen Teil der Netzhaut (»Stäbchen«) übertragen die ankommenden Lichtfrequenzen in Schwarz-Weiß- bzw. Grautöne und spielen beim Hell-Dunkel-Sehen insbesondere in der Nacht eine wesentliche Rolle. Der Bedarf an Lichtenergie ist für die Farbzellen größer als für die »Schwarz-Weiß-Rezeptoren«. Aus diesem Grund werden sie bei vermindertem Lichteinfall heruntergefahren, um eine bessere Lichtausbeute zu erzielen. (»Nachts sind alle Katzen grau.«)

Über den Sehnerv gelangen die elektrischen Impulse, welche in den Rezeptoren erzeugt wurden, zum Gehirn.

Das Innere des Auges ist angefüllt mit einer gallertartigen Masse, die *Glaskörper* genannt wird und für die Stabilität des Auges verantwortlich ist.

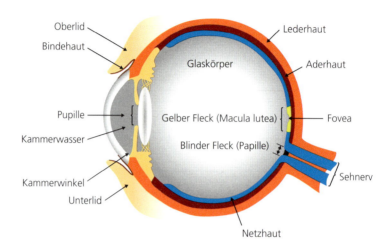

Wenn wir etwas anschauen, gehen die Lichtstrahlen, die dieser Gegenstand aussendet oder die von ihm reflektiert werden, durch die Cornea, die Iris, die Linse, den Glaskörper auf die Netzhaut. Sie werden dort gebündelt, gefiltert und verarbeitet und gelangen so zum hinteren Augenende auf die Makula, wo das Angeschaute als auf dem Kopf stehend abgebildet wird. Die Netzhaut wandelt das sichtbare Licht in elektrische Impulse um. Damit wird die Energie für unser Gehirn lesbar und verwertbar. Über den Sehnerv werden diese elektrischen Impulse zum Gehirn und dort speziell in die Sehrinde geleitet. Erst dort wird das Abbild des Geschauten wahrgenommen und um 180 Grad gedreht, sodass wir es wieder »richtig« wahrnehmen.

# Die Cornea (Hornhaut) – Landschaftsformen unserer Seele

## Die Funktion der Cornea

Die Cornea (Hornhaut) ist die »Schaufensterscheibe« des Auges, die Grenzschicht zwischen innen und außen. Die Cornea bremst das Licht und bündelt es für den weiteren Sehprozess. Durch die Cornea hindurch können wir die dahinterliegende farbige und pulsierende Iris betrachten. Die Cornea ist das wichtigste brechende Medium des menschlichen Sehapparats, das dem Augapfel wie ein Uhrglas aufsitzt. Daher sind die Durchsichtigkeit und die Regelmäßigkeit ihrer Oberfläche von entscheidender Bedeutung für das Sehen.

Die Hauptsubstanz der Cornea ist das *Stroma*. Es ist aus sehr dünnen und parallel verlaufenden Kollagenfasern aufgebaut, die in verschiedenen Lagen kreuzweise übereinanderliegen. Durch diese Anordnung ist das Stroma stabil und zugleich flexibel. Eingefasst bzw. begrenzt wird das Stroma von zwei sehr widerstandsfähigen Membranen, die als Schutz vor Infektionen oder vor chemischen oder mechanischen Einflüssen dienen. Die innere Membran, die die Cornea gegen das Kammerwasser abgrenzt, wird Endothel, die äußere Membran, die vom Tränenfilm bedeckt ist, Epithel genannt. Die Zellen des Epithels werden ständig erneuert. Das ist sehr wichtig, weil sonst jedes kleine Staubkörnchen die Cornea dauerhaft schädigen würde.

Die Collagenfasern des Stromas enthalten keinen Zellkern, sind also nicht Träger der Erbsubstanz und können von sich aus nicht reagieren. Zwischen diesen Fasern allerdings befinden sich Plasmabrücken, die einen Zellkern und damit auch die DNA enthalten. Diese Zellen kommunizieren untereinander. Jede Zelle hat im Zellverband der Cornea ihren vorgegebenen Platz (wie auch die Organe in unserem Körper) und leistet dort ihren individuellen Beitrag zum Ganzen.

## Die Cornea-Aufnahme und die Erdoberfläche

In meiner Praxis arbeite ich mit einem Keratographen: ein optisches Messinstrument, das an mehreren tausend Punkten die Krümmungsradien der Cornea misst. Vergleichen wir diese Messwerte des Auges mit denen der Erde, so ergeben sich ähnlich wie auf unserem Planeten Erde richtige Landschaftsformationen. Der Computer zeichnet eine farbige Landkarte der Cornea mit Bergen, Tälern und

Meeren. Diese Bilder ermöglichen eine schnelle Diagnostik. Das bedeutet, die Cornea-Aufnahme ist kein »Foto« der Cornea, sondern die bildhaft dargestellte Abbildung einer Cornea-Messung.

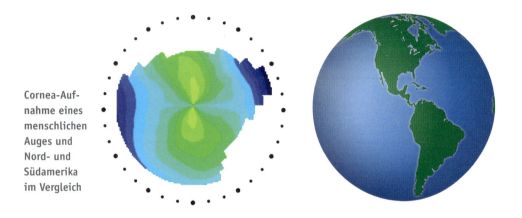

Cornea-Aufnahme eines menschlichen Auges und Nord- und Südamerika im Vergleich

Ähnlich wie die Oberfläche der Erde ständigen Veränderungen unterworfen ist, verändert sich auch die äußere Grenzschicht der Cornea. Laufend entstehen neue »Landmassen«, permanent werden neue Zellen gebildet. So werden auch alle sieben Tage die Zellen des Auges komplett erneuert.

Der flache Krümmungsradius der Cornea wird farblich blau dargestellt. Wie die Meere auf unserem Planeten. Die höchsten Erhebungen und steilen Berge werden rot dargestellt, sanfte Hügel gelb und satte Savannen grün. Die Krümmungsradien der Hornhautoberfläche bewegen sich zwischen 7,5 und 8,5 Millimetern. Da das Auge nur einen Durchmesser von 24 Millimetern hat, unsere Erde aber einen Durchmesser von 12 700 Kilometern, stellen Sie sich einfach diese winzigen Beträge auf die Maße unseres Planeten vergrößert vor. So ist eine Krümmungsdifferenz von nur 0,1 Millimetern eine enorme Dimension.

## Der Einsatz der Cornea-Aufnahme in der Sehtherapie

Ich nutze die Cornea-Aufnahme in erheblichem Maß in meiner Sehtherapie. Dies hat verschiedene Gründe:

» Die Cornea-Aufnahme ist ein exzellentes Diagnose-Instrument.
» Die Fortschritte in der Sehtherapie zeigen sich unmittelbar in der Cornea-Aufnahme.
» Die Cornea-Aufnahme, wie sie sich nach vollzogener Sehtherapie zeigt, gebe ich gerne meinen Klienten als »Heilbild« mit. Einige Klienten hängen sich sogar ihre Cornea-Aufnahme über den Schreibtisch, um sich an ihre körperliche und seelische Heilung zu erinnern.

### Den ganzen Körper in der Cornea erkennen

Bei der Cornea-Aufnahme zeigt sich die Selbstwiederholung: Wir finden den gesamten Körper, alle Organe und Körpersysteme in der Cornea repräsentiert. So zeigen sich zum Beispiel Störungen und Beschwerden an der Wirbelsäule auf der Cornea. Die Bilder des Keratographen können somit zur Diagnose von körperlichen Sensationen herangezogen werden.

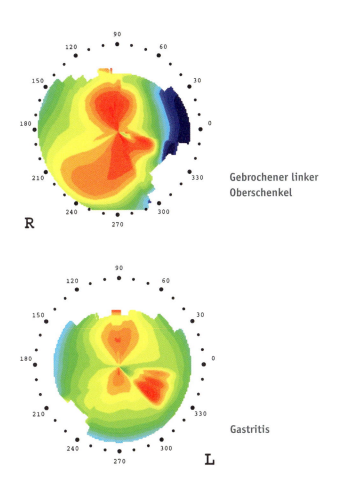

Gebrochener linker Oberschenkel

Gastritis

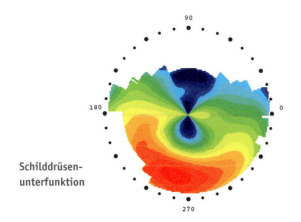

Schilddrüsen-
unterfunktion

### Cornea-Reaktionen auf emotionale Ereignisse

Für die Veränderungen der äußeren Cornea-Schicht gibt es verschiedene Ursachen. Emotionale Ereignisse können ebenso zu diesen Veränderungen führen wie physische Vorfälle. Es ist für mich immer wieder spannend zu beobachten, wie emotionale Ereignisse und körperliche Sensationen zu Veränderungen der Cornea und der Sehstärke führen.

So wie innerer Druck der Erde neue Berge entstehen lässt, so bäumen sich die Collagen-Fasern der Cornea auf zu neuen Gebirgszügen, wenn emotionale Ereignisse den Menschen aufwühlen (zum Beispiel Wut und Zorn). Die Reaktion erfolgt reflexartig, der Krümmungsradius der Cornea verändert sich messbar. Bei Trauer sinkt die Lebensfreude und führt zu Energieverlust bis hin zur Depression. Dies führt zu einer Abflachung und Senkung der Cornea-Form.

Die veränderte Oberfläche der Cornea und damit die veränderte Lichtbrechung führt zu einer anderen Information und Abbildung auf der Netzhaut. Wie das Gehirn wiederum die veränderte Information verarbeitet, ist typabhängig.

Ein gestresstes Auge mit untrainierter Muskulatur weist eine unstrukturierte Cornea-Oberfläche auf. Das kann zu einem Astigmatismus führen, der Einfluss auf die Sehleistung und die Brillenstärke hat.

Gezieltes Sehtraining führt zu einem positiven Einfluss auf die Form der Cornea und damit auch auf die Sehleistung. Sehtraining ist jedoch immer nur die eine Seite der Therapie. In der psychotherapeutischen Arbeit zeigt sich die Wechselwirkung zwischen Körper und der Psyche. Finden bei den Klienten Öffnungen, Einsichten oder Veränderungen statt, kann der Fortschritt an der Cornea abgelesen werden.

## Cornea-Heilung in der Sehtherapie

Das nachfolgende Beispiel verdeutlicht den Zusammenhang zwischen emotionalen Ereignissen, körperlichen Sensationen und der Cornea.

In meine Praxis kam Ulla, 66 Jahre alt. Ihr Vater verstarb im Krieg. Ulla wurde von der Mutter alleine großgezogen. Das rechte Auge erwies sich als ihr Führungsauge. Ulla ist damit ein »Vaterkind«. Sie hatte ihren Vater immer sehr vermisst und musste sich zwangsläufig an der Mutter orientieren. Ullas Mutter war durch ihr Schicksal stark überfordert: Sie hatte Krieg, Verlust von Hab und Gut und den Tod des Ehemanns erlebt. Ulla war für sie damals eine schwierige, widerspenstige Tochter. Ullas Mutter gelang es, ihre Tochter kostenlos in einer Klosterschule unterzubringen. Ulla hatte jedoch das Gefühl, jetzt auch noch ihre Mutter und ihr Zuhause verloren zu haben, und empfand die Unterbringung in der Klosterschule als Abschiebung. Aus diesem Grund wollte sie sich nicht eingliedern. Bewusst provozierte sie die Lehrerinnen und schrieb schlechte Noten. Die Mutter wurde zu Gesprächen in die Klosterschule vorgeladen und war sehr verärgert, dass sich die Tochter so undankbar zeigte. Sie schämte sich für das schlechte Verhalten ihrer Tochter und machte ihr herbe Vorwürfe.

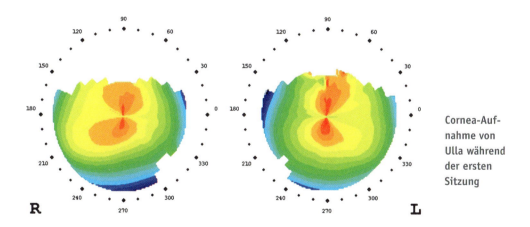

Cornea-Aufnahme von Ulla während der ersten Sitzung

Ulla kam drei Wochen später zur zweiten Sitzung. Sie klagte über heftige Kopfschmerzen, Sodbrennen und Magenschmerzen. Durch das erste Therapiegespräch waren ihre Kindheitserinnerungen wieder wach geworden. Der alte, unerlöste Zorn auf ihre Mutter war wieder aufgebrochen. Für ihre Mutter empfand Ulla ausschließlich Wut. Damit reagierte Ulla genauso wie ihre Mutter.

Die Aufnahmen ergaben eine unauffällige rechte Cornea. Die linke Cornea war hingegen stark verändert:

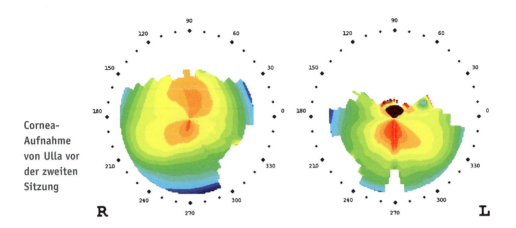

Cornea-Aufnahme von Ulla vor der zweiten Sitzung

Die betroffenen kornealen Areale korrespondieren mit den entsprechenden Organsystemen. Da die Veränderung im linken Auge deutlich sichtbar war, war mir klar, dass bei Ulla die unerlösten Mutterprogramme aktiv waren.

Ich deckte Ullas rechtes Auge ab und blendete so das Vaterprogramm für die Dauer der Sitzung aus. Dann führte ich ein Therapiegespräch mit der »inneren Mutter« der Klientin. Ulla erkannte dabei, dass ihre Mutter als Kind ein ähnliches Schicksal im Ersten Weltkrieg erlitten hatte wie sie selbst als Kind im Zweiten Weltkrieg. Wie sie hatte auch ihre Mutter die Heimat verloren und wurde von ihrer Mutter in ein Heim gegeben. Aufgrund der Umstände und der Zeit hatte Ullas Mutter keine Möglichkeit gehabt, die Verletzungen aus der Kindheit aufzuarbeiten und zu heilen. Aus diesem Schicksal heraus hatte Ullas Mutter eine Überlebensstrategie entwickelt und diese genetisch an ihre Tochter weitergegeben. Die Kopfschmerzen, das Sodbrennen und die Magenschmerzen vor der Sitzung erklärten sich durch Ullas Überreaktion (Autoaggression) aufgrund ihrer bisherigen inneren Hilf- und Ausweglosigkeit gegenüber den Mutterprogrammen. Etwas in ihr konnte die Situation weder mental akzeptieren (Kopf) noch emotional verdauen (Magen).

In der Sitzung erkannte Ulla die Zusammenhänge: Wie konnte sie noch länger wütend, zornig oder ablehnend ihrer Mutter gegenüber sein, wenn sie doch genau diese Anteile auch in sich trug? Ihr wurde bewusst, dass sie die schwierigen

Verhaltensweisen und Muster genetisch von ihrer Mutter übernommen hatte. Ulla empfand zum ersten Mal Mitgefühl für das Schicksal ihrer Mutter. Von da an konnte sie ihre Mutter verstehen und ihr verzeihen. Denn ihre Kindheit war ja ähnlich wie ihre gewesen. Durch den Prozess des Erkennens und des Annehmens konnte eine therapeutische Veränderung erfolgen. Die Klientin entspannte sich. Kopfschmerzen und Magenschmerzen verschwanden.

Eine erneute Aufnahme der Cornea ergab folgendes Bild:

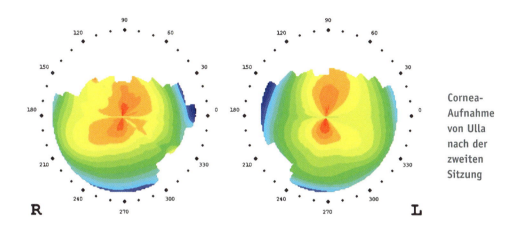

Cornea-Aufnahme von Ulla nach der zweiten Sitzung

## Wie sich organische Erkrankungen von Klienten und deren Ahnen in der Hornhaut zeigen

Wie wir oben erfahren haben, finden wir in der Cornea die Selbstwiederholung des Menschen und können daher von der Form der Hornhaut Rückschlüsse auf die Beschaffenheit der Organe und des gesamten Körpers ziehen. Hierzu ein Praxisfall:

In meine Praxis kam der 34-jährige Manfred. Manfred litt an einer schweren Erkrankung. Ich führte die übliche Anamnese durch. Bei der Cornea-Analyse fiel mir auf, dass sein rechtes Auge einen Bruch aufwies, der auf den linken Oberschenkel hinweist:

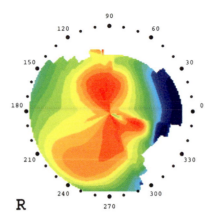

Ich fragte Manfred, ob er sich einmal den linken Oberschenkel gebrochen hatte, was er verneinte. Er erzählte mir jedoch Folgendes: Sein Vater hatte durch Kinderlähmung ein schwaches rechtes Bein. Sein linkes Bein, das ein Leben lang die ganze Last des Körpers tragen musste, war im Alter aus dieser Überlastung heraus gebrochen. Derzeit lag sein Vater mit einem gebrochenen linken Oberschenkel im Krankenhaus. Mit dem Bruch einhergegangen war ein Zusammenbruch seiner Lebenskräfte, sodass er mittlerweile im Koma lag, jedoch nicht sterben konnte, da ihn offenbar noch etwas auf der Erde hielt. Es war für alle Beteiligten schwierig, seinem unerlösten Dahinvegetieren zusehen zu müssen.

Manfred war erschüttert, dass die Krankheit des Vaters sich in seinem rechten Auge abgebildet hatte, insbesondere, da er mit seinem Vater von Kindheit an ein sehr distanziertes Verhältnis hatte. In seiner Betroffenheit öffnete sich Manfred dafür, ein Therapiegespräch mit seinem rechten Auge zu führen. Im Laufe des Gesprächs entwickelte Manfred Verständnis für die Lebensgeschichte seines Vaters. Er erkannte, dass sein Vater alle Kräfte für sich selbst gebraucht hatte, um mit seinem Lebensschicksal zurechtzukommen, und deshalb so hart zu sich selbst und zu ihm gewesen war. Es war für mich berührend zu erleben, wie sich Manfred so weit öffnete, dass er Mitgefühl und sogar Liebe für seinen Vater empfinden konnte. Kurz darauf rief mich Manfred an und teilte mir mit, dass sein Vater in Frieden gestorben war.

Hier erkennen wir wieder einmal, wie weitreichend und generationsübergreifend die Sehtherapie wirken kann und dass wir alle miteinander verbunden sind.

# Die Iris – offener Einblick in unsere Wesensmerkmale

## Die Funktion der Iris

Die Iris besteht aus lockerem, zartem Bindegewebe (Fasern), dessen Hinterfläche mit Pigmentepithel und dem pigmentierten Abschnitt der Retina (innere Augenhaut) überzogen ist. Wir können uns die Fasern der Iris wie die Saiten eines Instrumentes vorstellen, die unterschiedlich straff gespannt sind. Straff gespannte Fasern erzeugen eher hohe, locker gespannte eher dunklere, sanfte Töne.

Die Dichte des Irisgewebes reguliert die Intensität des Lichteinfalls. Verglichen mit einem Musikinstrument: Die Straffheit der Irisfasern entspricht der Frequenz eines Tons, während die Dichtigkeit der Iris der Intensität eines Tons entspricht.

Je lockerer die Irisfasern sind, umso mehr Licht kann durch sie hindurch auf die Hinterfläche der Iris fallen und dort Reaktionen erzeugen.

Die Fasern unserer Iris sind mit unserem »Gefühlsgehirn«, einem Nervengeflecht um den Darm herum, verbunden. So sind Menschen mit einem lockeren Irisgewebe eher dünnhäutig, während Menschen mit einer dichteren Iris eher als dickhäutig erlebt werden.

## Irisstrukturen

Die *emotionale, harmonische* Iris verfügt über sanft schwingende, leicht emotionale Strukturen, wie eine gekräuselte Wasseroberfläche. Menschen mit einer solchen Iris sind sehr harmoniebedürftig, kreativ und meist künstlerisch begabt, unkompliziert und unterliegen geringen Stimmungsschwankungen.

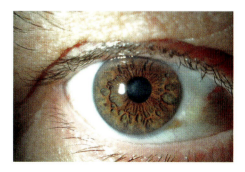

Die emotionale Iris

Die *strukturierte* Iris zeigt sich in radial angeordneten, straff gespannten Fasern. Dieses Muster lässt auf eine klare innere Struktur des Klienten schließen. Diese Menschen sind strukturiert, rational, ordnungsliebend und brauchen auch ihrerseits klare Richtlinien.

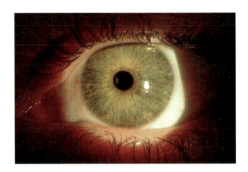

Die strukturierte Iris

Die *aufgelöste* Iris verfügt über zerstörte, aufgelöste Strukturen. Diese weisen auf emotionale Unbeherrschtheit oder Unsicherheit hin und zeigen einen extremen Spannungsbogen zwischen Emotionen und Ratio.

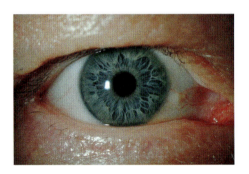

Die aufgelöste Iris

Andere Iriden sehen aus wie Blütenblätter und wieder andere zeigen Strukturen, als sei ein Meteorit eingeschlagen. Während meiner jahrelangen und intensiven Arbeit habe ich immer wieder einen Zusammenhang zwischen den unterschiedlichen Irisstrukturen der Klienten und ihrer Wesensmerkmale festgestellt.

Wenn ich heute eine Iris betrachte, ist es, als ob ich in einem offenen Buch lesen würde. Ich erkenne viele der hier abgespeicherten Erfahrungen. Die Iris stellt für mich somit eine Art Landkarte für Wesensmerkmale dar. So lassen sich Wesensmerkmale wie zum Beispiel das Selbstwertgefühl, die Sexualkraft oder die eigene Ausdrucksform bestimmten Bereichen der Iris-Oberfläche zuordnen. Wir finden in ihr auch Mangelbereiche wie Neid oder krankhafte Abhängigkeit von Lob und Anerkennung angezeigt.

Das einfallende Licht trifft auf die Iris und aktiviert abhängig von der Lichtmenge die Programme der Eltern und ihrer Ahnen. Wenn ich die Aufnahme einer Iris vergrößere, anschaue und darin lese, so tauche ich in die Welt der Ahnen und ihrer Erfahrungen ein. Heftige emotionale Erfahrungen seitens der Ahnen oder des Klienten hinterlassen deutliche Spuren in der betroffenen Iris.

Die aufgrund der emotionalen Erfahrungen resultierenden körperlichen Erkrankungen können ebenfalls in der Iris-Diagnose gelesen werden. Mehrfach konnte ich feststellen, dass nach einem erfolgreichen Therapieverlauf und nach dem Verstehen und Erkennen des Klienten sich die Struktur seiner Iris entsprechend veränderte.

## Die Pupillengröße – welche Lichtmenge gerät in welches Auge?

Licht ist Energie und Träger von Information. Das bedeutet, dass das weiter geöffnete Auge ein größeres Informationsangebot erhält. Ob dieses Informationsangebot angenommen und weitergeleitet wird, können wir aus der Helligkeit des Netzhautbildes erkennen.

Mit einer Spaltlampe* messe ich den Durchmesser der linken und rechten Pupille aus. Dies ist ein objektiver Test und gibt einen eindeutigen Rückschluss darüber, welche Lichtmenge ins Innere des Auges gelangt. Die Pupillenweite hängt von der Intensität des einfallenden Lichtes ab und wird reflektorisch gesteuert. In vielen Fällen sind beide Pupillen rund und annähernd gleich weit geöffnet. Das Auge mit der weiteren Pupille bekommt die größere Lichtmenge zugeführt.

---

\* Die Spaltlampe ist ein beidäugiges Mikroskop, konzipiert für die Messung und Beobachtung der Augen.

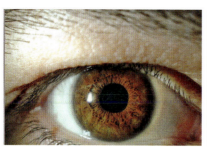 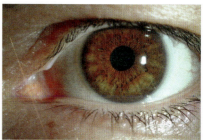

**Unterschiedliche Pupillendurchmesser**

Beträgt der Pupillendurchmesser bei gleichem Lichteinfall beim rechten Auge zum Beispiel 3,5 Millimeter und der des linken Auges zum Beispiel 4 Millimeter, so erhält das linke Auge bei einer Größenabweichung von nur 0,5 Millimetern die 1,3-fache Lichtmenge, also 30 % mehr Licht. Idealerweise ist das Auge mit der weiteren Pupillengröße zugleich das Führungsauge. Weicht die Pupillengröße erheblich voneinander ab, ist dies ein deutlicher Hinweis auf eine Störung innerhalb des Nervensystems.

Die Motorik der Pupille geschieht durch den inneren Ringmuskel, der die Pupille wie eine Lochblende umschließt. Die Erweiterung der Pupille entsteht durch Muskelfasern, welche strahlenförmig innerhalb der Iris verlaufen, die von sympathisch motorischen Nerven innerviert werden. Die Verengung der Pupille wird von den parasympathisch innervierten Muskelfasern gesteuert.

Die Pupillengröße wird nicht nur durch den Lichteinfall, sondern auch durch die Emotionen und unsere Befindlichkeiten beeinflusst. Diese sind in besonderem Maße gekoppelt mit unserer sympathischen und parasympathischen Steuerung. Eine Aktivierung des Parasympathikus führt zu einer Pupillenverengung. Eine allgemeine Aktivierung des Sympathikus, zum Beispiel bei Schreckreaktionen, führt häufig zu einer starken Pupillenerweiterung. Die Bandbreite kann zwischen einem Millimeter (sehr enge Pupille) und acht Millimetern (weit geöffnete Pupille) liegen.

Die reflexartige Öffnung der Pupille kann im Extremfall sogar zu einem Reißen des inneren Ringmuskels führen. Wenn bei einem Menschen die Pupille in der Weite erstarrt ist, weist dies auf eine seelische Erstarrung hin, meist verbunden mit einem schweren Trauma.

Beispiel 1: In meine Praxis kam der elfjährige Maximilian. Seine Mutter bekundete, dass ihr Sohn auf einmal schlechter sehe. Das rechte Auge war plötzlich stark weitsichtig und sehr lichtempfindlich geworden. Der Sehtest ergab, dass Maximilian ein Vaterkind ist. Die Pupillenmessung zeigte eine erstarrte, weit geöffnete rechte Pupille. Im Therapiegespräch stellte sich heraus, dass die Eltern sich vor Kurzem getrennt hatten. Die Mutter erinnerte sich, dass die Sehverschlechterung ihres Sohnes eingetreten war, nachdem sie ihm eines Abends in einer ziemlich heftigen Weise die bevorstehende Trennung mitgeteilt hatte. Diese Information traf Maximilian völlig unvorbereitet und war ein großer Schock für ihn. Das Kind war seit diesem Zeitpunkt ebenso erstarrt wie seine Pupille.

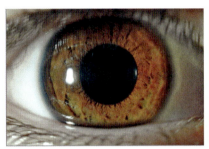 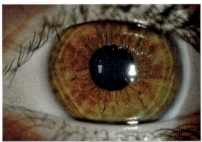

**Erweiterte und erstarrte Pupille im rechten Auge**

Das Beispiel Maximilian lehrt uns, wie wichtig ein achtsamer Umgang mit Informationsweitergabe ist. Durch einfühlsame Kommunikation und Emotionsregulierung können viele (Augen-)Schäden minimiert werden.

Beispiel 2: In meine Praxis kam die 65-jährige Margarete mit Sehstörungen. Die Sehprüfung ergab, dass das linke Auge weit- und das rechte Auge kurzsichtig geworden war. Diese Veränderung war erst in der letzten Zeit aufgetreten. Dahinter stand körperliche Überarbeitung und seelischer Stress. Ihr Mann war zu einem Pflegefall geworden und sie hatte ihn aufopfernd rund um die Uhr betreut. Die Irisaufnahme zeigte beidseitig eine gleich große Pupille:

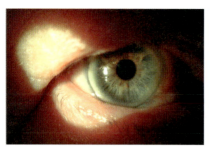 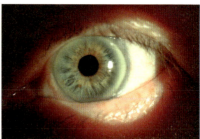

**Intakte, gleich große Pupille**

Beim zweiten Besuch war die Pupille des rechten Auges extrem geweitet und beide Augen waren plötzlich weitsichtig geworden. Ich befragte die Klientin, ob seit ihrem letzten Besuch etwas Dramatisches geschehen sei. Margarete erzählte mir folgende Geschichte: Ein befreundeter Arzt wollte ihren pflegebedürftigen Mann zur Kur schicken. Seine Begründung war: »Damit Ihre Frau sich auch mal ausruhen kann.« Ihr Mann glaubte aufgrund dieser Aussage, dass seine Frau den Arzt veranlasst hätte, ihn abzuschieben. Voller Wut und Enttäuschung beschuldigte er daraufhin seine Frau und wandte sich tief enttäuscht von ihr ab, ohne ihr die Gelegenheit zu einer Stellungnahme zu geben. Die unerwartete Reaktion des von ihr geliebten Mannes löste einen Schock in Margarete aus. Die sympathischen Nervenfasern weiteten das Auge in dem Augenblick reflexartig so stark, dass der innere Ringmuskel riss.

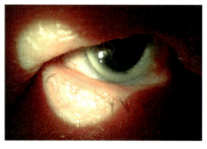 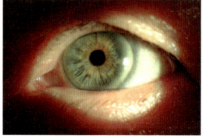

**Durch Schocksituation gesprengter Irisring im rechten Auge**

Die einzige Abhilfe, die mir in dem Fall zur Verbesserung der Sehleistung möglich war, lag darin, der Klientin eine lichtundurchlässige Kontaktlinse mit einer aufgemalten Iris anzupassen, welche die Pupille komplett überdeckt und nur eine zwei Millimeter große Öffnung für den Lichteinfall in der Mitte hat. Dies war wichtig, denn durch den extrem erhöhten Lichteinfall würde sonst auf Dauer die Netzhaut stark überstrahlt und geschädigt werden. Durch die Kontaktlinse wurde der Lichteinfall so minimiert, dass die nicht vorhandene parasympathische Steuerung überbrückt wurde. Auf diese Weise wurde auch dem Nervensystem die Möglichkeit gegeben, sich zu beruhigen. Erst ab diesem Zeitpunkt war eine wirksame seelische Betreuung Erfolg versprechend.

Viele Medikamente, die bei erhöhtem Augendruck eingesetzt werden, führen zu einer sehr starken Verengung der Pupille. Erhöhter Augendruck bedeutet zu viel Druck im Leben, und der Sympathikus im Auge kann nicht mehr aktiv werden.

Auch dieser Fall lehrt uns, wie wichtig es ist, achtsam und behutsam mit unserem Verhalten und mit Informationen umzugehen.

# Der Augendruck – wie reagieren wir auf Lebenseindrücke?

Der Augendruck ist der Druck, den die Flüssigkeit im Inneren des Auges auf die innere Außenwand des Auges ausübt, um es stabil zu halten und die Netzhaut an die Rückwand des Auges anzupressen. Der Augendruck ist ein Messkriterium, um auf eine Gefährdung der Netzhaut aufmerksam zu machen.

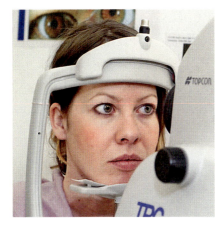

Messung des Augendrucks

Der optimale Augendruck liegt zwischen 12 und 15 Millimetern Hg. Eine Abweichung von drei Millimetern nach oben oder unten liegt im Normbereich.* Auch der Druckunterschied zwischen dem rechten und dem linken Auge sollte nicht mehr als drei Millimeter Hg betragen.

Bei zu geringem Augendruck könnte sich die Netzhaut von der Rückwand lösen, bei zu hohem Augendruck könnte die Netzhaut Risse bekommen. Beides führt zu Sehstörungen. Bei zu hohem Augendruck spricht man von einem Glaukom (grüner Star).

Ich messe den Augendruck mit einem Non-Kontakt-Tonometer. Dabei wird ein Luftstrahl aufs Auge gelenkt. Wenn der Druck des Luftstrahls größer ist als der Innendruck des Auges, dellt sich die Hornhaut minimal ein. Dieser Punkt – ähnlich wie beim Blutdruckmessen – ist der ermittelte Wert.

Um sehtherapeutisch relevante Daten zu erhalten, führe ich drei Messungen pro Auge durch, aus denen üblicherweise ein Mittelwert errechnet wird. Meine Erfahrungen als Optikerin und Sehtherapeutin haben gezeigt, dass der Augendruck Rückschlüsse auf psychische Vorgänge zulässt. So lassen sich die einzelnen Messungen sehr differenziert analysieren. Hierbei unterscheide ich auch wieder zwischen Vater- und Mutterauge und stelle dementsprechend alle Messwerte in Beziehung zu den unterschiedlichen Programmen der Eltern.

Welche Elternprogramme laufen in uns ab? Schauen wir uns dies anhand eines Fallbeispiels aus meiner Praxis an:

| Auge | 1. Messung | 2. Messung | 3. Messung | Mittelwert / Durchschnittswert |
|---|---|---|---|---|
| Vaterauge | 17 | 19 | 20 | 19 |
| Mutterauge | 22 | 18 | 17 | 19 |

Beide Augen verfügen über den gleichen Mittelwert. Anhand der einzelnen Messwerte sieht man aber, wie unterschiedlich die beiden Elternprogramme auf dieselbe Situation (Druckmessung) reagierten: Die erste Messung repräsentiert

---

* Ein zusätzliches Entscheidungskriterium, ob der ermittelte Wert im Rahmen der Norm liegt, ist auch die Dicke der Hornhaut. Ein Augendruck über 20 Millimeter Hg muss medizinisch abgeklärt werden.

eine neue Lebenssituation, die der Klient vielleicht nicht kennt. Ich erkläre dem Klienten, was auf ihn zukommt: »Ich messe jetzt Ihren Augendruck.« Die zweite und dritte Messung kennzeichnet den weiteren Verlauf des Prozesses:

» Das Vaterauge ging mit derselben Situation anfangs ruhig und gelassen um (17 Millimeter Hg). Auf die zweite und dritte Messung reagierte der (innere) Vater jedoch eher ungehalten mit Druckanstieg.
» Das Mutterauge ging mit einer erhöhten Spannung in die erste Messung (22 Millimeter Hg). Das heißt, das Mutterprogramm reagierte auf eine neue Situation mit Anspannung. Beim Erkennen der Harmlosigkeit baute es diese Spannung jedoch schnell ab. Der Augendruck betrug bei der dritten Messung in Folge nur noch 17 Millimeter Hg.

Das bedeutet: Beide Elternprogramme reagierten entgegengesetzt.

Im anschließenden therapeutischen Gespräch bestätigte sich, dass die Mutter des Klienten eher nervös und aufgeregt auf neue Situationen zugeht, dann aber sehr schnell die innere Mitte wiederfindet. Der Vater des Klienten erwartet ruhig und gelassen das Neue, das auf ihn zukommt, neigt jedoch dazu, mit Widerstand zu reagieren, wenn ihm das Neue nicht passt (in dem Fall der unangenehme Luftzug aufs Auge).

Jeder Mensch trägt beide Erbanteile vom Vater und der Mutter in sich. In der Regel dominiert ein Erbanteil. Das Ich steht zwischen beiden Elternprogrammen. Was soll das Ich jetzt tun? Wie soll es sich verhalten? Wem folgt es? Kann es sich entscheiden für einen Elternteil? Oder leidet es unter dem Konflikt?

Mitunter rebellieren oder verdrängen wir einen Erbanteil. Besonders schwierig wird es für den Klienten, wenn der dominante Erbteil verdrängt wird. Dies erhöht seinen Konflikt und erschwert die Lösung. So können psychische und physische Störungen entstehen.

Mir als Therapeutin hilft die Augendruckmessung, um mich auf die anschließende therapeutische Sitzung optimal einzustellen. In unserem Beispiel weiß ich bei der Arbeit mit dem Vaterauge, dass der Klient Druck aufbauen und ggf. emotional reagieren wird. Bei der Arbeit mit dem Mutterauge ist hingegen – wieder in unserem Beispiel – zu erwarten, dass der Druck abfällt und eventuell ein Desinteresse oder Erschöpfung entstehen kann.

Im Rahmen der Sehtherapie lernen meine Klienten immer besser mit sich und ihren Elternprogrammen umzugehen. Wenn im Alltag beispielsweise die Spannung steigt und der Klient spürt, die Situation setzt ihn zu sehr unter Druck, empfehle ich ihm in diesem speziellen Fall folgende »Erste-Hilfe-Möglichkeiten«:

» Er schließt kurz das rechte Auge und atmet einige Male tief durch.
» Er hält den Kopf nach rechts geneigt, sodass das linke Auge höher ist als das rechte. Dies wirkt wie ein Kippschalter, da das Auge, das höher steht, dominiert. Hier das Mutterauge, das den Druck schneller abbaut.

Wenn eine neue, unerwartete Situation auf den Klienten zukommt, bei der er Energie braucht, ist es hilfreich, wenn er die umgekehrte Strategie fährt. Das heißt: Kurz das linke Auge schließen und einige Male tief durchatmen und den Kopf zur linken Seite legen, damit das rechte Auge höher steht und der Power-Schub optimal genutzt werden kann.

Auf diese Weise helfe ich meinen Klienten durch praktische Tipps, bewusster mit sich umzugehen.

Was wir anhand des Augendrucks jetzt beschrieben haben, lässt sich auf alle Lebenssituationen anwenden.

> **Tipp:** Fragen Sie sich in Ihren Alltagssituationen immer wieder: Welcher Elternteil kann diese Situation am besten handhaben? Betonen Sie dann das entsprechende Auge in der oben beschriebenen Weise.

Wenn wir Personen in unserem Umfeld oder im öffentlichen Leben beobachten, erleben wir häufig, dass sie vorwiegend den Kopf in die eine oder andere Richtung geneigt haben. Ein typisches Beispiel ist der frühere US-Präsident Ronald Reagan, der vorwiegend den Kopf nach links geneigt hielt und so sein Vaterauge betonte.

# Der Tränenfilm – lassen wir unsere Gefühle frei fließen?

Der Tränenfilm besteht aus drei Schichten, einer äußeren Lipidschicht, die einen leichten Fettfilm als Schutz vor Austrocknung auf der Oberfläche bildet. Dann folgt die mittlere, wässrige Schicht und die innere Schicht. Dies ist die sogenannte Muzinschicht. Diese Schicht hat eine negative elektrische Ladung, während die wässrige Schicht eine positive elektrische Ladung aufweist. Somit besteht eine Anziehungskraft zwischen beiden Schichten. Ist diese Polarität gestört, führt dies zu einer Instabilität des Tränenfilms und damit zu trockenen Augen.

Die Tränenflüssigkeit entspricht der physiologischen Kochsalzlösung, damit dem Urmeer und auch der Flüssigkeit in der Eizelle.

Das Oberlid befeuchtet und reinigt die Cornea durch den Lidschlag. Durch die hohe Geschwindigkeit des Oberlids von 72 km/h bemerken wir den Lidschlag nicht. Bei starker Konzentration, auch bei der PC-Arbeit, werden keine kompletten Lidschläge ausgeführt. Dadurch trocknet die Oberfläche des Auges aus. Folgeerscheinungen sind trockene Augen, Brennen, Müdigkeit. Langfristig führt eine Eintrocknung der Cornea-Zelle zu dauerhaften, irreparablen Schäden.

Die Tränendrüsen werden vom sympathischen Nervensystem innerviert, das seinen Ursprungsort im Rückenmark hat. Die Fasern verlaufen entlang der Wirbelsäule. So führen Rückenprobleme, verschobene Wirbel oder eingeklemmte Nerven unter Umständen zur Unterversorgung der Tränendrüse. Für die Befeuchtung des Augenlides haben daher der Rücken und seine Muskulatur hohe Wichtigkeit.

Für die Versorgung des Auges mit Tränenflüssigkeit ist zudem eine gute Sauerstoffzufuhr notwendig. Dies wissen besonders Kontaktlinsenträger, weil bei Sauerstoffmangel das »Nebelsehen« auftritt. Dahinter steckt eine Quellung der Cornea. Das Nebelsehen basiert auf einer Beugungserscheinung des Lichts. Durch Sehtraining lässt sich die Versorgung des Auges mit Nährstoffen und Sauerstoff erheblich verbessern. Auch der Aufenthalt an der frischen Luft (joggen, Gartenarbeit etc.) hat sich als förderlich erwiesen.

Wichtig ist auch eine gesunde Ernährung. Vitamin-A-Mangel hat zur Folge, dass die Bindehaut stärker verhornt und gleichzeitig zu einem Mangel von Muzinen führt. Muzine wiederum schützen die Cornea und das Bindegewebe des Auges und sind das Gleitmittel des Auges. Aus diesem Grund ist natürliches Vitamin A, wie es in Karotten, Kürbis, Süßkartoffeln, Grünkohl, Spinat oder Haferflocken vorkommt, eine gute Unterstützung für die Augen.

Im Alter wandelt sich das Tränendrüsengewebe in Bindegewebe um. In der Regel verfügen 60-Jährige nur noch über ein Viertel des Tränendrüsengewebes eines 20-Jährigen. Auch hier kann durch Sehtraining eine bessere Versorgung des Auges mit Tränenflüssigkeit erreicht werden.

Verantwortlich für trockene Augen im Alter ist auch ein Androgenmangel. Frauen leiden wesentlich häufiger unter diesem Mangel an Sexualhormonen als Männer. Die Entwicklung dieser Hormone findet bei Frauen in den Eierstöcken statt. Der weibliche Plasmaspiegel beträgt nur 10 % des Plasmaspiegels der Männer. Daher leiden Frauen nach der Menopause häufiger unter trockenen Augen als Männer. Eine Hormontherapie kann hier ggf. helfen.

Unterdrückte Trauer bzw. verdrängtes Weinen (»sich zusammenreißen«) kann ebenfalls zur Austrocknung der Augen führen. Homöopathen empfehlen in solchen Fällen oftmals die Zugabe des Mittels Natrium Muriaticum in einer angemessenen Potenz.

# Die Augenmuskeln – unser eingespieltes Team

### Funktionsweise und Bedeutung der Augenmuskeln

Jedes Auge wird von sechs Muskeln bewegt: von vier geraden und zwei schrägen Muskeln. Die vier geraden Muskeln sind für die Bewegungen nach außen, innen, oben und unten zuständig. Die beiden schrägen Muskeln sind für das Drehen (zum Beispiel beim Augenkreisen) verantwortlich.

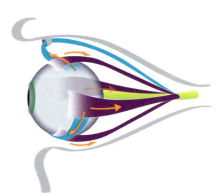

Der Augapfel mit seinen vier geraden und zwei schrägen Augenmuskeln

Die Augenmuskeln werden durch drei verschiedene Gehirnnerven innerviert. Indem wir unsere Augenmuskeln bewegen, setzen wir ein kompliziert verschaltetes System von mehreren Muskeln und Sehnen in Gang. Hierbei verhalten sich diese sechs Muskeln wie ein eingespieltes Team. Jeder Muskel hat seine Aufgabe, seine vorgegebene Position und nimmt sie wahr. Hierbei repräsentieren die geraden Augenmuskeln die geradlinige Funktion »vom Gedanken zur Tat«. Die schrägen Muskeln sind dagegen für die Kommunikation untereinander verantwortlich, für das Träumen und für das »Brückenschlagen«.

Die Kontraktion eines Muskels bedingt die Erschlaffung eines oder mehrerer anderer Muskeln und hat damit direkten Einfluss auf unser Sehen. Es geht um das optimale Zusammenspiel der Augenmuskeln, zunächst jedes einzelnen Auges. Funktioniert dieses Zusammenspiel nicht, kommt es zu einem Ungleichgewicht. Oftmals führt so ein Ungleichgewicht zu Verformungen der Cornea und der Iris. In der Praxis zeigt mir die Cornea-Aufnahme, wo das Muskelungleichgewicht liegt.

Ist zum Beispiel der untere schräge Augenmuskel verkrampft oder zu stark, umklammert er den unteren geraden Augenmuskel so fest, dass Letzterer starke Kräfte aufbringen muss, um sich aus der Umklammerung zu befreien. Damit ist das freie Zusammenspiel des oberen geraden und unteren geraden Augenmuskels gestört.

Da die beiden geraden Augenmuskeln Gegenspieler sind, treten beim Heben und Senken des Augapfels Störungen auf. Die Klienten klagen dann häufig über trockene Augen, Augenbrennen, stark gerötete Augen, schnelles Ermüden der Augen, und manche Blickrichtungen sind ihnen nicht möglich.

Dies ist vergleichbar mit einem Familiensystem: Wenn bei einer sechsköpfigen Familie die Mutter sich sehr stark an einen ihrer Söhne klammert, muss dieser sehr starke Kräfte aufbringen, um sich von dieser Umklammerung zu befreien, was das gesamte Familiensystem belastet.

Durch Sehübungen lockern wir – in unserem Beispiel – zunächst die Umklammerung des unteren schrägen Augenmuskels. Dann wird der schwache Muskel gestärkt und der zu starke Muskel kann sich wieder normalisieren. So wird das Gleichgewicht nach und nach wieder hergestellt. Ein rein mechanisches Training der Augenmuskeln kann so bereits zu einer besseren Beweglichkeit und zu einer besseren Versorgung des Auges mit Blut und Sauerstoff führen.

Die Augenmuskeln haben eine Entsprechung in der Schultermuskulatur. Das bedeutet: Wenn ein Augenmuskel in einer bestimmten Bewegungsrichtung verkrampft, ist in der Regel auch die Schultermuskulatur in der gleichen Bewegungsrichtung blockiert.

Dies mache ich mir in der Sehtherapie zunutze, indem ich die Schultermuskulatur durch Entspannungsübungen lockere, was zu einer gleichzeitigen Lockerung der Augenmuskulatur führt – und damit zu einer verbesserten Sehleistung und Beweglichkeit des betroffenen Auges. In schwierigen Fällen verweise ich meine Klienten an einen Craniosacral-Therapeuten.

Die Sehübungen zur Stärkung und Entspannung der Augenmuskeln, wie sie William H. Bates und andere Sehlehrer seit Jahrzehnten einsetzen, sind seit Langem bekannt. Die Kunstfertigkeit liegt in der Auswahl und richtigen Begleitung des Klienten bei den für ihn maßgeschneiderten Sehübungen.

Oftmals wird in der mechanistischen Behandlung jedoch übersehen, dass die Ursache nicht nur in einer Schwäche oder Fehlhaltung der Augenmuskeln liegen kann, sondern weiter reichend sein kann. Hier setzt der psychologische Teil meiner Sehtherapie an.

Auch hier ist es besonders wichtig, mit dem Ausschalten eines Auges zu arbeiten. Werden die Sehübungen mit beiden geöffneten Augen ausgeführt, werden die blockierten Blickpositionen nicht bemerkt. Besser gesagt: Der blockierte Muskel wird nicht gleich entdeckt. Erst ein längeres Sehtraining führt dann irgendwann zur Auflösung der Blockade.

### Das Aufspüren und Lösen von Blockaden durch den Augenmuskel-Bewegungs-Test

Ich setze dem Klienten eine Augenklappe auf ein Auge und bitte ihn, eine entspannte Körperhaltung einzunehmen. Der Kopf bleibt dabei ganz ruhig. Ich halte dem Klienten einen Kugelschreiber vor das offene Auge und bitte ihn, seine Aufmerksamkeit auf die Spitze des Kugelschreibers zu lenken. Nun bewege ich den Kugelschreiber langsam horizontal (von links nach rechts und zurück) und bitte den Klienten, mit seinem Blick der Kugelschreiberspitze zu folgen, ohne dabei den Kopf zu bewegen. Hierbei erforsche ich die Grenze seiner möglichen Blickbewegungen und versuche sie etwas hinauszuschieben. Anschließend bewege ich den Kugelschreiber vertikal (von oben nach unten und zurück). Hierbei entstehen sehr häufig Blicksprünge, das heißt, das Auge gleitet nicht auf der vertikalen Bahn, sondern »ruckt«. Dies zeigt mir, dass eine Disharmonie im Zusammenspiel zwischen dem Loslassen und dem Anspannen der oberen und unteren Augenmuskeln besteht. Anschließend bewege ich den Kugelschreiber in den beiden diagonalen Richtungen vor und zurück. Hier teste ich hauptsächlich die Funktion der schrägen Augenmuskeln.

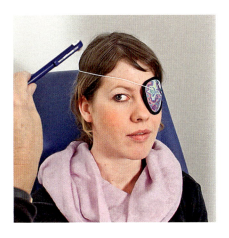

Der Augenmuskel-Bewegungs-Test mithilfe des Kugelschreibers

Dann gebe ich dem Klienten den Kugelschreiber selbst in die Hand und bitte ihn, diese Übung allein auszuführen. Durch die Verschaltung der Augenmuskeln mit der Schultermuskulatur habe ich jetzt einen Diagnose- und Therapieverstärker. Oft zeigt sich, dass in einer ganz bestimmten Position sowohl Schultern wie auch Augen blockiert sind. Was der Klient vorher an Augenbewegungen ausführen konnte, ist ihm plötzlich nicht mehr möglich. Es tauchen unruhige Positionen auf, die ich therapeutisch nutze.

Während der Klient weiter den Kugelschreiber an der Stressposition hält, bitte ich ihn mitzuteilen, welches Gefühl in ihm aufsteigt. Es sind vielfach unangenehme Gefühle, die naturgemäß im Alltag vermieden oder verdrängt werden. Mit den Gefühlen sind Bilder und Erinnerungen verbunden. Die auftauchenden Szenarien können der eigenen erlebten Realität oder auch hinterlegten Erinnerungen der Ahnen entstammen.

Ich frage den Klienten, wie alt er sich im jeweiligen Bild fühlt und mit welcher Person in dem Bild er sich identifiziert. Wir tauchen gemeinsam ein in diese Bilder, Erinnerungen und Gefühle und fragen: Welche Strategie verfolgt der Klient in dem Bild: weglaufen, verkriechen, angreifen? Ich unterstütze den Klienten darin, mit seiner Aufmerksamkeit bei diesen Bildern und Erinnerungen zu bleiben und das damalige Verhalten zu verändern.

Ein Beispiel: Alex fühlte sich wieder als sechsjähriges Kind und sah, wie er damals von seinem Vater geschlagen wurde. Damals hatte er geweint, fühlte sich als Opfer und hatte sich vom Vater abgewendet. Wir verwandelten nun das erlebte Szenario: Im neuen Erleben schaute der sechsjährige Alex voller Mitgefühl dem Vater in die Augen, öffnete sein Herz und erkannte, dass der Vater dasselbe tat, was ihm in seiner Kindheit widerfahren war. Er hatte (in der Imagination) den Mut, den Vater anzusprechen und ihn zu fragen: »Warum schlägst du mich? Ist dir in der Kindheit dasselbe auch passiert?« Dadurch änderte sich der Film: Die erhobene Hand des Vaters erstarrte und sank, das Kind wurde nicht geschlagen. Das Szenario des Vaters und damit auch des Kindes war erlöst. Dies zeigte sich darin, dass Alex spontan entspannte. Die vorher angespannte Schulterposition wurde locker und entspannt. Das Auge konnte sich in der bisherigen Stressposition frei bewegen.

### *Die Übung mit der Kerze*

In Einzelfällen zünde ich, nachdem die Stressposition ermittelt wurde, eine Kerze an und halte sie an die entsprechende Stelle. Ich bitte den Klienten nun, dieses Licht in sein inneres Bild aufzunehmen, und bringe so quasi Licht in die Dunkelheit dieser Erfahrung. Dieses Licht wird von den Klienten als sehr hilfreich, angenehm und warm empfunden, wie eine »Wärmflasche für die Seele«. Es löst dadurch Verkrampfungen und positive Gefühle können aufsteigen. Zusätzlich zu diesem Licht lade ich bei Bedarf Helfer ein. Je nach Ausrichtung des Klienten können dies Engel, Krafttiere, hilfreiche Ahnen etc. sein. Aber der wichtigste Helfer ist der Klient selbst in seinem heutigen Erwachsensein. So erlebt der Klient, was es bedeutet, für sich selber da zu sein, seine Vergangenheit zu heilen, Zellprogramme umzuschreiben und so eine neue Zukunft zu kreieren. In der Regel ist so eine Erfahrung mit einer starken seelischen Regung verbunden.

Wie die Arbeit mit der Kerze im Einzelfall wirken kann, ist im einführenden Text von Klaus Jürgen Becker (siehe Seite 26) näher beschrieben.

### Lösung von Integrationsblockaden durch den Fusionstest

Es kann sein, dass die Muskeln eines jeden Auges gut funktionieren, aber im Zusammenspiel beider Augen bestimmte Bewegungen nicht mehr möglich sind. Wir unterscheiden hier das Zusammenspiel von Augenmuskeln *eines* Auges und das Zusammenspiel *beider* Augen.

Das Zusammenspiel beider Augenmuskeln teste ich, indem ich den Klienten bitte, beide Augen offen zu halten und sich auf eine Kugelschreiberspitze zu konzentrieren, die ich langsam auf seine Nasenspitze zubewege (Fusionstest). Bei der Annäherung des Kugelschreibers zur Nase müssen die beiden inneren Augenmuskeln Zugkräfte auf das Auge ausüben, sodass sich beide Augen stärker nach innen fokussieren. Für die Augenmuskeln bedeutet dies Stress. Es zeigt sich eine veränderte Atmung, Körpersprache und eine unruhige Augenbewegung eines oder beider Augen.

Wenn ich noch näher komme, weicht ein Auge deutlich von der Mittellinie ab. Ich erkenne, welches der drei Prinzipien Arbeit, Kampf und Liebe (siehe Seite 37 f.) aktiv ist:

» Versuchen beide Augen standzuhalten, kommen aber nicht auf den Punkt, handelt es sich um eine »Ja-aber-Position«. In dem Fall können Doppelbilder entstehen. Prinzip: Arbeit.
» Weicht ein Auge nach außen hin ab, zeigt dies mir, dass das Verhaltensmuster des entsprechenden Elternteils sich aus der emotionalen konfliktbeladenen Situation herausnimmt: »Das hat nichts mit mir zu tun.« Prinzip: Kampf.
» Weicht das Auge nach innen ab, zeigt dies eine emotionale Selbstaufgabe: »Bitte tu mir nichts.« Prinzip: Liebe.

Das Auge, das abweicht, zeigt mir, auf welcher Elternseite das Konfliktlösungsverhalten fehlt. Weichen beide Augen ab, zeigt dies, dass keines der beiden Elternmuster zur Lösung beiträgt. Beim Nachfragen bekunden meine Klienten in solchen Fällen häufig, dass die Eltern getrennt voneinander oder nebeneinanderher leben.

Auch anstrengende Lebenssituationen und akut nicht lösbare Lebenssituationen können zu einer Abweichung führen.

In der weiteren Therapie kehre ich in solchen Fällen erst einmal zur Arbeit mit dem Einzelauge (Einzel-Therapiegespräch mit dem inneren Vater/der inneren Mutter) zurück. Wenn sich die Situation dadurch nicht lösen lässt, ist es hilfreich, dem Klienten für die Übergangszeit eine prismatische Korrektur zu geben, um ihm Stress zu nehmen und eventuelle Doppelbilder zu ersparen. Ein prismatisches Brillenglas lenkt das Licht einseitig ab. Das Auge kann für das stressfreie Sehen in der »Fehlposition« bleiben. Die Augenmuskulatur ist entspannt. Die Sehkorrektur erfolgt über die Ablenkung der Bilder. Das Gehirn bekommt ein stressfreies Bild beider Augen geliefert. Die Arbeit übernimmt das prismatische Brillenglas (siehe Abbildung).

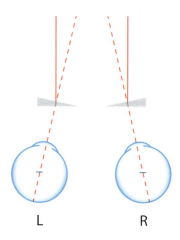

### Vertikale Abweichung

Bei der vertikalen Abweichung der Muskeln werden beide Bilder in der Höhe nicht zur Deckung gebracht, sondern übereinander abgebildet. Dies erträgt das Gehirn nicht. Es versucht, die Bilder in dieselbe Ebene zu bringen. Dies geschieht, indem der entsprechende Gehirnnerv einen Impuls zur Korrektur der Augenmuskeln bekommt. Dadurch entsteht eine erhöhte Spannung in den Augenmuskeln, die sich mit der Zeit durch den gesamten Körper als Muskelanspannung zieht.

Häufig kompensieren Menschen diesen versteckten Höhenschielfehler, indem sie durch Schiefhaltung des Kopfes das Auge, das zu niedrig ansteuert, in die entsprechende Höhe bringen. Dies führt zu Muskelanspannungen im Hals-Nacken-Bereich und später zu Abnutzungserscheinungen der Halswirbelsäule.

Umgekehrt kann es auch sein, dass Körperverspannungen zu Augenfehlstellungen führen. Ein Beispiel:

Der zwölfjährige Tobias kam mit plötzlich aufgetretenen Sehstörungen in meine Praxis. Die nachfolgenden Fotos (Netzhautaufnahme) zeigten Spannungen im Auge. Die Messung ergab eine Kurzsichtigkeit von – 1,5 Dioptrien und einen Höhenschielfehler von 2,5 Prismen in der Höhe und 2,0 Prismen in der Seite. Die Sehleistung lag bei 30 %.

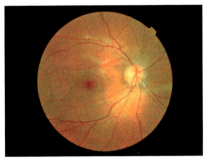
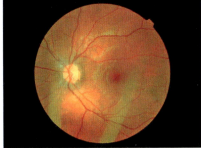

Netzhautaufnahme vor der Therapie

Gleichzeitig klagte Tobias über Probleme in Schulter und Hüfte. Auf Nachfrage ergab sich, dass Tobias kürzlich von einem Trampolin ins Schwimmbecken springen wollte und dabei mit einem Fuß hängen geblieben war. Die Panik in seinem Körper, die Angst vor dem Ertrinken, der Geist war schon im Wasser, der Körper hing noch im Trampolin fest – all das war Ursache für die massive Verspannung des Körpers und des Auges. Mithilfe von Körper- und Augenübungen und dem Erkennen der Ursache konnte die Spannung gelöst werden. Eine spätere systemische Intervention unterstützte den Heilungsprozess.

Zwei Monate später kam Tobias erneut in meine Praxis. Eine Überprüfung der Augen ergab, dass die vorhandene Fehlsichtigkeit auf – 0,5 Dioptrien reduziert war. Die Sehleistung betrug mittlerweile 100 %. Eine prismatische Korrektur war nicht mehr notwendig. Die erneute Netzhautaufnahme zeigte, dass die Spannungen in den Augen verschwunden waren.

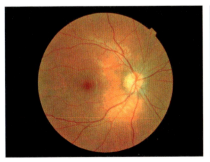
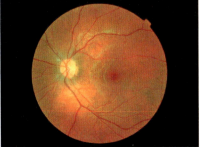

Netzhautaufnahme nach der Therapie

Wir sehen an diesem Beispiel, warum es so wichtig ist, eine Sehtherapie mit psychotherapeutischen Interventionen zu begleiten.

## Horizontale Abweichung

Es gibt ein offenes oder verstecktes Schielen nach innen oder nach außen. Abweichungen der Augenstellung von der Sollposition – beide Augen stellen sich auf denselben Punkt ein – nennen wir heute »Winkelfehlsichtigkeit«. Das ist ein häufiger »Augenfehler« bei Legasthenie. Wir lesen von links nach rechts. Dabei wandern zuerst beide Augen zum linken Rand der Zeile. Primär ist hier das linke Auge das Führungsauge. Jetzt bewegen sich beide Augen mehr zur Mitte der Zeile hin. An einer bestimmten Position greift das rechte Auge auch fokussierend in das Sehgeschehen ein. Besteht ein Problem im Gleichgewicht der Augenmuskulatur, streiten beide Augen sozusagen um die Dominanz.

Meist tritt dieses Problem bei Kindern auf. Das vorher geforderte Auge will entweder die Führung behalten oder verabschiedet sich ganz schnell (Folge: Auswärtsschielen). Die Kinder verwechseln hier durch die Augensprünge gerne ie und ei sowie d und b. Sie finden nicht mehr die Stelle, auf die sie kurz vorher gesehen haben. Das bereitet dem Kind sehr viel Stress. Häufig wird es noch geschimpft wegen fehlender Konzentration. Hier hilft eine prismatische Brillenkorrektur häufig als erste Maßnahme. Zudem sollte abgeklärt werden, ob Probleme im Skelett, an der Halswirbelsäule oder der entsprechenden Muskulatur vorliegen. Das nachfolgende Sehtraining hilft die entsprechende Muskulatur zu regulieren und die Anspannung und Entspannung der Gegenspieler ins Gleichgewicht zu bringen.

Liegen emotionale Themen zugrunde, zum Beispiel Scheidung der Eltern oder Tod eines geliebten Menschen, ist eine psychotherapeutische Begleitung angezeigt. Entscheidend ist, dass nicht das Kind die Therapie braucht, sondern die Eltern. Da sie in ihrem eigenen Problem stecken, können sie die Ursache oft nicht erkennen und ohne Unterstützung häufig auch nicht bearbeiten.

Ein Einwärtsschielen zeigt den Wunsch, geliebt zu werden (Liebesstruktur). Eine Schielposition nach außen bedeutet Widerstand: »Lass mich ja in Ruhe oder ich greife dich an« (Kampfstruktur).

## Schielen und Winkelfehlsichtigkeit

Schielfehler können offensichtlich oder versteckt sein. Offensichtliches Schielen ist für jeden sichtbar. Hier findet kein beidäugiges Sehen statt. Das Gehirn kann die Seheindrücke beider Augen nicht mehr zu einem gemeinsamen Bild verschmelzen. Es entstehen entweder Doppelbilder oder der Seheindruck des schielenden Auges wird komplett unterdrückt (Suppression).

Der Begriff Winkelfehlsichtigkeit wurde erstmals im Jahr 1993 eingeführt. Hierbei handelt es sich um ein verstecktes Schielen. Die Abweichungen der Augen sind nicht offensichtlich zu erkennen, sondern lassen sich erst durch Messungen feststellen. In den meisten Fällen findet hier noch ein beidäugiges Sehen statt, wenn häufig auch unter Stress.

Winkelfehlsichtigkeit führt bei Kindern und Erwachsenen oft zu Konzentrationsstörungen, ADHS, Müdigkeit, Lernschwierigkeiten, Rechtschreib- und Leseschwierigkeiten. Häufig korrespondiert auch eine Legasthenie mit Winkelfehlsichtigkeit. Im Zuge unserer Computerisierung führen kleine Winkelfehlsichtigkeiten, die ansonsten kaum eine Beeinträchtigung bedeuten würden, zu erheblichen Sehstörungen, da der Anwender stundenlang auf die gleiche Stelle starrt und deshalb ohne große Augenbewegungen einen konstanten Muskeltonus aufrechterhalten muss.

Oftmals wird eine Winkelfehlsichtigkeit nicht erkannt. Mithilfe eines Prismenkompensators und anderer optischer Geräte ist es heute möglich, eine Winkelfehlsichtigkeit zu erkennen und entsprechende Korrekturmaßnahmen einzuleiten. In vielen Fällen schicke ich winkelfehlsichtige Klienten im Vorfeld zu einem Craniosacral-Therapeuten, bevor ich mit der eigentlichen Sehtherapie beginne. Es ist immer wieder verblüffend, dass sich im Rahmen der Sehtherapie, verbunden mit Körpertherapie, Winkelfehlsichtigkeiten relativ schnell auflösen.

## Alternierendes Sehen

Eine Besonderheit ist das alternierende Sehen: Das Gehirn wechselt zwischen dem Seheindruck des rechten und des linken Auges ab. Es entsteht kein gleichzeitiges gemeinsames Bild. Der Klient bemerkt dies in der Regel nicht. Erst durch einen beidäugigen Sehtest wird dieser Sehfehler aufgedeckt.

Die psychische Thematik hinter alternierendem Sehen liegt darin, dass der Klient nur entweder das Mutter- oder das Vaterprogramm durchlassen kann. Manche Klienten können dies bewusst steuern.

Im Rahmen der Sehtherapie versuche ich das beidäugige Sehen anzuregen. Hierfür verwende ich verschiedene Teste, da die Klienten je nach Typ unterschiedlich auf die verschiedenen Teste reagieren. Ich verwende beispielsweise zwei Farbpunkte. Einen roten und einen blauen Farbpunkt oder das »Picture of the Universe« (siehe unten).

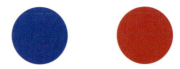

Der Klient hält ein Blatt mit den Punkten horizontal im Abstand von ca. 35 Zentimetern vor sich. In unserem Beispiel befindet sich der rote Punkt rechts und der blaue Punkt links. Dann halte ich einen Kugelschreiber genau in die Mitte zwischen dem Blatt Papier und die Augen des Klienten. Dieser konzentriert sich auf die Spitze des Kugelschreibers. Dabei fixiert sein rechtes Auge den linken blauen Punkt. Der rechte rote Punkt wird vom rechten Auge nur wahrgenommen. Das linke Auge blickt auf den rechten roten Punkt und nimmt den linken blauen Punkt nur wahr. Im Gehirn werden jetzt die beiden fixierten Punkte zu einem gemeinsamen Bild verschmolzen:

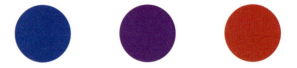

Das rechte Auge liefert dazu den blauen Punkt und das linke Auge den roten Punkt. Es gibt also einen zentralen rotblauen Punkt. Je nach Dominanz des Auges wechselt die Farbe immer wieder. Der Klient sieht also drei Punkte: einen zentralen rotblauen Punkt, rechts einen roten und links einen blauen Punkt.

Das Gleiche übe ich mit dem »Picture of the Universe«-Bild:

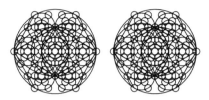

Hier entsteht ein anderer Zugang, der für manche leichter ist als die Arbeit mit den Farbpunkten. Der Vorgang ist aber der Gleiche. Über die Spitze des Kugelschreibers blickt das Auge immer auf den gegenüberliegenden Kreis oder Punkt. Der in der Mitte entstehende dritte Kreis repräsentiert das Ich. Aus der Verschmelzung der beiden Augenbilder wiederholt sich sozusagen der Zeugungsakt. Beide Augen geben ihren Anteil zur Entstehung des dritten Kreises. Durch die Verschmelzung von Ei- und Samenzelle entsteht ein neues Lebewesen. Durch die Verschmelzung beider zentraler Seheindrücke entsteht ein neues drittes Bild – wie ein neues Lebewesen. Bei korrekter Ausführung wird das Gefühlsgehirn um den Darm herum stark aktiviert. Klienten berichten dabei häufig von tiefen emotionalen Erfahrungen.

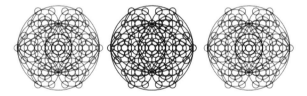

»The Picture of the Universe« habe ich von Dr. Roberto Kaplan erhalten und habe es in meine Sehtherapie auf diese Weise eingebettet. Wenn es dem Klienten nicht gelingt zu fusionieren, sende ich auch diesen Klienten zu einem Craniosacral-Therapeuten, um den Bewegungsmechanismus der Augenmuskeln mechanisch zu aktivieren.

# Die Sehnerven – so entsteht ein Bildeindruck im Gehirn

### Fokussiertes und peripheres Sehen

Stellen Sie sich vor, Sie sitzen am Schreibtisch, vor Ihnen liegt ein Buch. Rechts von Ihnen steht eine Vase und links von Ihnen eine Lampe. Beide Augen sind auf das Buch gerichtet. Ihr Fokus liegt auf dem Text. Sie sehen ihn klar und deutlich. Dies nenne ich das *fokussierte* Sehen. Aus den Augenwinkeln nehmen Sie leicht unscharf rechts die Vase und links die Lampe wahr. Dies nenne ich das *periphere* Sehen.

Der Text, den Sie mit dem *rechten* Auge sehen, wird über den geraden Sehnervenast in der *rechten* Gehirnhälfte abgebildet. Die rechts stehende Vase wird peripher wahrgenommen und über den kreuzenden Sehnervenast des rechten Auges in die *linke* Gehirnhälfte zur Bildentstehung geleitet.

Der mit dem *linken* Auge wahrgenommene Text wird über den geraden Sehnervenast in der *linken* Gehirnhälfte abgebildet. Die links stehende Lampe wird peripher wahrgenommen und über den kreuzenden Sehnervenast des linken Auges in die *rechte* Gehirnhälfte geleitet. Das Gehirn setzt diese Bestandteile zu einem dreidimensionalen Bild zusammen (falls keine Sehstörung vorliegt):

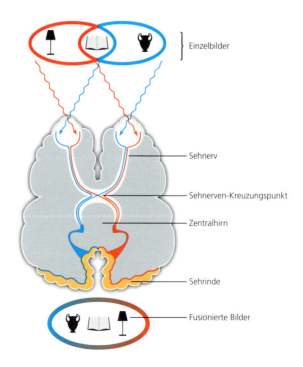

Schauen wir uns nun die Bildentstehung in den jeweiligen Gehirnhälften an:

Das Bild, das in der rechten Gehirnhälfte entsteht, ist zusammengesetzt aus dem fokussierten Sehen des Vaterauges und dem peripheren Sehens des Mutterauges. Das fokussierte Sehen entspricht der Handlungsfähigkeit des Vaters. Das Bild, das in der linken Gehirnhälfte entsteht, ist analog dazu aus dem fokussierten Sehen des Mutterauges und dem peripheren Sehen des Vaterauges zusammengesetzt.

Die Sehübungen in meiner Praxis fördern das Zusammenspiel beider Augen. Durch diese Übungen können sich auch unterschiedliche Sehqualitäten beider Augen angleichen. Die Integration beider Gehirnhälften wird unterstützt. Das fokussierte und das periphere Sehen werden aktiviert und ausgeglichen.

# Mentales und emotionales Sehen

Das fokussierte Sehen bezeichne ich als das *mentale* Sehen. Mentales Sehen ist die Fähigkeit, ganz konzentriert eine Sache wahrzunehmen und Außeneinflüsse abzuschalten. Das periphere Sehen bezeichne ich als das *emotionale* Sehen.

| Mentales Sehen | Emotionales Sehen |
| --- | --- |
| aktives, willentliches Sehen | passives Sehen |
| fokussiertes Sehen | unfokussiertes Sehen |
| zentrales Sehen | peripheres Sehen |
| geradliniger Sehnervenast | kreuzender Sehnervenast |
| scharfes Bild | leicht unscharfes, weiches Bild |
| rechtes Auge = rechte Gehirnhälfte | rechtes Auge = linke Gehirnhälfte |
| linkes Auge = linke Gehirnhälfte | linkes Auge = rechte Gehirnhälfte |
| sympathische Steuerung | parasympathische Steuerung |
| männliches Prinzip | weibliches Prinzip |
| primär kurzsichtig | primär weitsichtig |

In der heutigen Arbeitswelt steht das Mentale häufig im Vordergrund. Das Leben ist geprägt durch zielgerichtetes, schnelles Funktionieren. So wird der heutige Schwerpunkt auf den mentalen Aspekt gelegt. Der emotionale Aspekt wird unterbewertet und unterversorgt. Es erfordert stets den ganzen Menschen, der aus mentalen *und* emotionalen Anteilen besteht.

Von 100 % Energie verlagern wir heute häufig 80 % auf die mentale und nur 20 % auf die emotionale Ebene. Das hat Konsequenzen auf unser Zusammenleben, was sich in vermehrten psychischen Erkrankungen, Burn-out, Scheidungen etc. zeigt. Ebenso zeigt es sich im vermehrten Auftreten von bestimmten Augenerkrankungen wie Glaukom und Makuladegeneration.

## Peripheres Sehen als Achtsamkeitsübung

Das periphere Sehen eignet sich hervorragend, um als Achtsamkeitsübung eingesetzt zu werden.

> **Tipp:** Machen Sie die Übung zum peripheren Sehen (siehe Seite 195 f.). Trainieren Sie sich so darin, immer wieder bewusst in das periphere Sehen zu gehen.

Wann immer ich (KJB) im Alltag bemerke, dass sich bei mir Stress einstellt (schon bei ersten Frühwarnsignalen), halte ich inne, atme tief durch und beginne, einige Pupillenschwünge zu machen, um die für den Stress typische Erstarrung zu lösen. Dann erweitere ich meinen Blickrahmen und gehe ganz bewusst ins periphere Sehen. Dies hat sich insbesondere dann für mich als hilfreich erwiesen, wenn ich Seminare gebe. Ich erlebe, dass ich meine Seminare neuerdings in einer stärkeren Präsenz gebe.

Darüber hinaus habe ich gute Erfahrungen damit gemacht, das periphere Sehen in folgenden Situationen gezielt einzusetzen:

» bei jeder vollen Stunde (Tipp: Wecker mit Stundensignal verwenden)
» unmittelbar, bevor ich durch eine Tür gehe
» wenn das Telefon klingelt
» wenn ich irgendwo warte (zum Beispiel im Wartezimmer beim Arzt, bei einer Verabredung)

Wenn Sie einmal darin geübt sind, peripher zu sehen, ist der Schritt, ins periphere Sehen zu gehen, so einfach, als wenn Sie irgendeinen Muskel Ihres Körpers an- oder entspannen. Es ist augenblicklich möglich. Mir (KJB) erscheint das periphere Sehen als ideale Achtsamkeitsübung.

## Bewusstheit im peripheren Sehen

Nachfolgend einige Situationen, in denen Sie das periphere Sehen gut einsetzen können:

» **Autofahren:** Wenn Sie Auto fahren, ist Ihr Blick natürlich auf die Straße und die Verkehrssituation fokussiert – und das ist gut so. Denken Sie immer wieder daran, zugleich das periphere Sehen, also einen weiten Blick, hinzuzunehmen. Dadurch bleiben Sie automatisch wach, aufmerksam und in einem erhöhten Bewusstseinszustand. Davon profitieren nicht nur Sie selbst, sondern auch Ihre Mitfahrer und andere Verkehrsteilnehmer.

» **Badminton, Squash, Tennis, überhaupt Ballsport:** Das periphere Sehen unterstützt Sie darin, früher als bisher wahrzunehmen, wohin der Ball fliegen wird, und den Ball optimal zurückzuspielen. Sie haben das ganze Spielfeld im Blick und auch die Position des Gegners, während Sie sich zugleich auf den Ball konzentrieren.

» **Fitness:** Viele Menschen machen den Fehler, sich beim Sport zu verkrampfen. Sie wollen perfekt sein, Sieger sein. Sie unterliegen der Illusion: »Mehr bringt mehr.« Dadurch kommen sie aber in eine Überspannung. Sie trainieren entweder im anaeroben Bereich, welcher eher ungesund ist, oder zwingen sich beim Krafttraining in eine unnatürliche Verkrampfung. Wenn Sie jedoch beim Ausdauer- wie beim Krafttraining im peripheren Sehen bleiben, erleben Sie eine bessere Ausdauer, eine größere Muskelkraft bei gleichzeitiger Entspannung. Sie erzielen mehr Leistung mit weniger Anstrengung.

» **Golf/Minigolf:** Wenn Sie sich, während Sie den Ball und das Ziel fokussieren, zugleich im peripheren Sehen befinden, gelingt Ihr Abschlag besser, da Sie in sich koordiniert und entspannt sind.

» **Kampfkunst (Boxen, Kung Fu, Karate, Wing Tsun etc.):** Das periphere Sehen unterstützt Sie darin, frei von Furcht zu sein und Ihr Potenzial optimal einzusetzen. Es fördert Ihre Beweglichkeit in den Gelenken und den Überblick während des Kampfes.

» **Lesen:** Peripheres Sehen unterstützt Ihre Leseleistung. Haben Sie früher beim Lesen an jedem Buchstaben einzeln geklebt, lassen Sie nun Ihren Blick diagonal oder kurvenförmig über die Seiten schweifen. Sie verbinden fokussiertes und peripheres Sehen beim Lesen und erleben eine hohe Effizienz.

» **Meditation:** Peripheres Sehen unterstützt Sie während der Meditation darin, nicht in Gedanken abzuschweifen, sondern im Hier und Jetzt gegenwärtig zu sein. Wer mit geschlossenen Augen meditiert, kann einmal ausprobieren, wie es ist, wenn er sich während der Meditation vorstellt, peripher zu sehen, weit und offen zu werden.

» **Performance (Vortrag, Gesang, Bühnendarstellung):** Peripheres Sehen verbessert den Kontakt mit dem Publikum, lockert die Stimmbänder und befreit von innerer Anstrengung. Sie kommen besser in den »Flow«.

» **Schreibtischarbeiten:** Üblicherweise ist Ihr Blick auf den PC gerichtet. Versuchen Sie einmal Ihren Blick zu lockern. Das periphere Sehen am PC verbessert Ihre Präsenz, Kreativität und Entspannung, während Sie arbeiten.

Ich (KJB) habe vier verschiedenfarbige Punkte (rot, blau, gelb, grün) an die vier Ecken meines Monitors geklebt. Immer wieder mal lasse ich meinen Blick zu diesen Ecken schweifen und verbinde diese gedanklich mit meinem Blick. Zusätzlich umkreise ich gelegentlich mit meinen Augen den Rahmen des Monitors und mache mir immer wieder mein Umfeld bewusst, während ich auf den PC schaue. Ich achte darauf, dass mein Blick weich bleibt.

» **Suchen:** Viele Menschen, die einen verlorenen Gegenstand suchen (sei es ein Schlüsselbund oder ein verlorener Tennisball), machen den Fehler, sich nur auf das fokussierte Sehen zu verlassen. Wenn Sie dagegen das periphere Sehen hinzunehmen, hat das Unterbewusstsein größere Chancen, einen verlorenen Gegenstand auf unseren »Bildschirm« zu bringen. Versuchen Sie sich den verlorenen Gegenstand ganz genau vorzustellen. Ihr Gehirn hat dann das Bild des Gegenstandes im emotionalen Teil abgespeichert und Sie haben größere Chancen, ihn wiederzufinden.

» **Tanz:** Peripheres Sehen unterstützt Sie beim Tanzen darin, sich aus Versteifungen zu lösen, den Körper gut zu koordinieren und sich auf den Rhythmus der Musik und den Tanzpartner einzustimmen.

» **Yoga:** Peripheres Sehen und Yoga unterstützen sich wechselseitig. Durch peripheres Sehen wird Ihre Gelenkigkeit und Koordination (zum Beispiel das Stehen auf einem Bein) gefördert. Im peripheren Sehen sind Sie entspannt und können daher besser aufrecht sitzen und Ihren Körper besser dehnen.

## Der Prismentest: Die mentale und emotionale Belastbarkeit testen und verbessern

Nach meinem Verständnis gibt es eine mentale und eine emotionale Belastbarkeit. Hierfür habe ich den folgenden Test entwickelt:

Ich lasse meine Klienten ein Objekt in etwa vier Meter Abstand betrachten. Dann schalte ich prismatische Gläser vor beide Augen. Auge und Gehirn werden nun gezwungen, dieses Prisma zu kompensieren, damit keine Doppelbilder entstehen. Stufenweise erhöhe ich den Wert des Prismas, bis der Klient nicht mehr kompensieren kann und bekundet, dass er Doppelbilder sieht. Danach wird die Prismenstärke schrittweise zurückgenommen, bis die Augen wieder in der Lage sind, das Objekt als ein einziges Objekt zu erkennen (Wiedervereinigungspunkt). Diesen Test führe ich sowohl mit nach innen wie nach außen verlaufenden Prismen durch.

Werden die Augen durch das Prisma gezwungen, nach außen zu kompensieren, ergibt sich daraus die *mentale* Belastbarkeit.

Werden die Augen durch das Prisma gezwungen, nach innen zu kompensieren, ergibt sich daraus die *emotionale* Belastbarkeit.

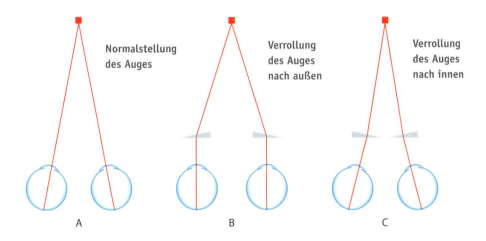

» Position A: normales Sehen ohne Prisma
» Position B: Test der mentalen Belastbarkeit (Prisma innen, Verrollung und Kompensation nach außen)
» Position C: Test der emotionalen Belastbarkeit (Prisma außen, Verrollung und Kompensation nach innen)

Die *mentale* Belastbarkeit ist die Fähigkeit, standzuhalten, wenn jemand einen anderen Standpunkt vertritt. Dies ist unabhängig von intellektuellen und rhetorischen Fähigkeiten und insbesondere für Führungskräfte und Teamarbeiter von Bedeutung.

Die *emotionale* Belastbarkeit ist die Fähigkeit, im zwischenmenschlichen Bereich emotionale Spannungen zu ertragen und dabei in seiner Mitte zentriert zu bleiben.

### *Der Normbereich der Belastbarkeit*

Meine Erfahrung mit über 1 000 Belastbarkeitstests zeigt folgende Normwerte:*

» Mentale Belastbarkeit: Der Normbereich liegt bei einem Wert von 9, der durchschnittliche Wiedervereinigungspunkt liegt bei einem Wert von 7.
» Emotionale Belastbarkeit: Der Normbereich liegt bei einem Wert von 24, der durchschnittliche Wiedervereinigungspunkt bei einem Wert von 16.
» Gesamtbelastbarkeit: Die Gesamtbelastbarkeit errechnet sich aus der Summe der mentalen und der emotionalen Belastbarkeit. Ihr Normwert liegt also bei 9 + 24 = 33.
» Komfortzone: Die Komfortzone errechnet sich aus der Summe der beiden Wiedervereinigungspunkte. Ihr Normwert liegt also bei 7 + 16 = 23.
» Stresszone: Die Stresszone errechnet sich aus der Differenz zwischen Gesamtbelastbarkeit und Komfortzone. Ihr Normwert liegt also bei 33 − 23 = 10.
» M-Faktor: Der M-Faktor errechnet sich aus dem Verhältnis zwischen mentaler Belastbarkeit und mentalem Wiedervereinigungspunkt. Er liegt also bei durchschnittlich 9:7 = 1,3.
» E-Faktor: Der E-Faktor errechnet sich aus dem Verhältnis der emotionalen Belastbarkeit und dem Wert des emotionalen Wiedervereinigungspunktes. Er liegt also bei durchschnittlich 24:16 = 1,5.

Wenn der M-Faktor oder der E-Faktor stark über der Norm liegt oder die Belastbarkeit deutlich geringer ist als die Norm, führt dies zu Problemen im zwi-

---

* Der Wert für die Belastbarkeit wird in Prismendioptrien gemessen. Eine Dioptrie entspricht der Ablenkung eines Lichtstrahls um einen Zentimeter auf einen Meter. Der Einfachheit halber nennen wir hier nur einen Zahlenwert.

schenmenschlichen Bereich und in letzter Konsequenz auch zu psychischen und gesundheitlichen Schwierigkeiten.

| PRAXISBEISPIEL: BELASTBARKEITSTEST | Normwert | Klient |
|---|---|---|
| Mentale Belastbarkeit | 9 | 12 |
| Mentaler Wiedervereinigungspunkt | 7 | 11 |
| Emotionale Belastbarkeit | 24 | 29 |
| Emotionaler Wiedervereinigungspunkt | 16 | 17 |
| Gesamtbelastbarkeit | 33 | 41 |
| Komfortzone | 23 | 28 |
| Stresszone | 10 | 13 |
| M-Faktor | 1,3 | 1,1 |
| E-Faktor | 1,5 | 1,7 |

Auswertung:
Der Klient ist aufgrund seiner überdurchschnittlichen mentalen Belastbarkeit als Führungskraft geeignet. Aufgrund seines schnellen mentalen Wiedervereinigungspunktes ist er nicht nachtragend und kann sich sehr schnell wieder auf etwas Neues einstellen. Allerdings muss diese Person darauf achten, dass andere Menschen in der Regel nicht so eine hohe mentale Belastbarkeit haben. Das bedeutet zum Beispiel, in Teamgesprächen zu berücksichtigen, dass seine Mitarbeiter bei einer Belastbarkeit eine Pause brauchen, während es für ihn gerade erst spannend wird.

Ein weiteres Praxisbeispiel:
Bei Horst lagen der emotionale Belastbarkeitspunkt bei 40 und der Wiedervereinigungspunkt bei 4. Dies bedeutet eine hohe emotionale Belastbarkeit. Allerdings ist der E-Faktor stark überhöht. Menschen mit so hohen Werten reagieren häufig erst sehr spät auf emotionale Provokationen. Ist dann aber erst

einmal der Faden gerissen, fällt es solchen Menschen sehr schwer, zu vergeben und zum Alltagsgeschehen zurückzukehren. Andere Menschen sind verwundert, dass diese Person auf einmal »ausrastet«.

In solchen Fällen liegt die Sehtherapie darin,

» zur Selbsterkenntnis und Selbstannahme anzuregen. Indem man um seine Disposition weiß, kann man mit seinen zwischenmenschlichen Erfahrungen besser umgehen.
» über gezieltes Sehtraining die entsprechende Augenmuskulatur zu stärken und dabei eine Bewusstheit über die Zwischenstufen zu initiieren und die Grenzpunkte zum Positiven zu verändern. Die Stresszone verringert sich, die Komfortzone vergrößert sich, der E-Faktor kann sich dem Normbereich angleichen.

# Psychosomatische und systemische Hintergründe von Sehstörungen

## Fernsicht und Nahsicht im Spiegel von Verstand und Gefühl

Von der Natur her sind wir so angelegt, dass wir unsere Augen zu 80 % für die Fernsicht und nur zu 20 % für die Nahsicht nutzen. Bedingt durch unsere moderne Lebensform hat sich dieses Verhältnis umgekehrt: Wir nutzen heute nur noch ca. 20 % für die Ferne und ca. 80 % für die Nähe. Auch unser Verhältnis zwischen Bewegung und Ruhe hat sich entsprechend gewandelt. Das bedeutet: Wir bewegen uns zu wenig und entspannen die Augen zu wenig. Diese Entwicklung beginnt schon bei den Kindern.

Bei den Naturvölkern dagegen ist das ursprüngliche Verhältnis zwischen Bewegung und Ruhe, Fern- und Nahsicht noch erhalten geblieben. Ich habe auf meinen Reisen die Gelegenheit genutzt, Augentests bei Nomaden in Tibet und Marokko durchzuführen. Dabei habe ich festgestellt, dass bei diesen Naturvölkern die Menschen häufig noch im hohen Alter eine sehr gute Sehleistung in die Ferne und in die Nähe haben. In den Städten dagegen steigt der Anteil der benötigten Sehhilfen drastisch an. Im asiatischen Raum sind inzwischen über 50 % der Menschen kurzsichtig.

| Konzeption der Natur | | Lebensform heute | |
|---|---|---|---|
| Bewegen und Schauen in die Ferne | 80 % | Bewegen und Schauen in die Ferne | 20 % |
| Ruhe und Schauen in die Nähe | 20 % | Ruhe und Schauen in die Nähe | 80 % |

Der typisch Kurzsichtige verarbeitet 80 % der Impulse mental und nur 20 % emotional. Beim typisch Weitsichtigen ist es umgekehrt. (Dies erklärt, warum weitsichtige Kinder sich oftmals schwer konzentrieren können.) Dieses Ungleichgewicht im Sehen führt zu einem Ungleichgewicht zwischen Herz und Verstand, welches im Rahmen einer Sehtherapie harmonisiert werden kann: Beim Kurzsichtigen wird der Therapiefokus mehr auf emotional öffnende Übungen gelegt, während beim Weitsichtigen der Fokus mehr auf Konzentration angelegt ist.

# Kurzsichtigkeit: Ich zieh mich in mich selbst zurück – verliebt ins Detail

Die Kurzsichtigkeit eines Menschen hängt u.a. mit der »Baulänge« des Auges, dem Brechungsindex der Linse und der Krümmung der Hornhaut zusammen.

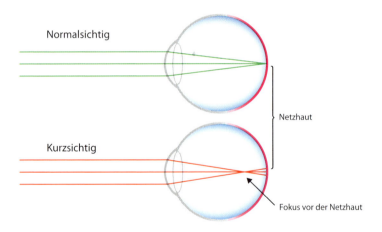

## Stressfreie und stressbedingte Kurzsichtigkeit

Es gibt Menschen, die mit einer »natürlichen« Kurzsichtigkeit geboren wurden. Und es gibt stressbedingte und stressfreie Kurzsichtigkeit. Eine Kurzsichtigkeit ist keine »Krankheit«. Wer mit seiner Kurzsichtigkeit gut zurechtkommt, für den ist die Welt in Ordnung.

Die Faszination der Details verführt den Kurzsichtigen dazu, die Grenze immer enger zu setzen. Er entfernt sich immer mehr von der Außenwelt, vom Fühlen, vom Austausch mit anderen und geht immer mehr in den Bereich des Verstandes. Das Mentale bekommt so immer mehr Gewicht, der emotionale Austausch wird immer geringer.

In hoch industrialisierten asiatischen Ländern, in denen Gefühlsverleugnung, Selbstdisziplin und eine hohe Fokussierung auf das Mentale gefordert werden (zum Beispiel in Japan), ist die Kurzsichtigkeit prozentual gesehen deutlich höher als bei uns. In Ländern, die mehr emotional orientiert sind, zum Beispiel die Länder Südamerikas, gibt es prozentual weniger Kurzsichtige als in Deutschland.

Bei stressbedingter Kurzsichtigkeit ist eine Sehtherapie, die eine schrittweise Reduzierung der Brillenstärke integriert, eine große Hilfe. Ein Auslöser für stressbedingte Kurzsichtigkeit kann sein, dass die Außenwelt bedrohlich wahrgenommen wurde. Häufig liegt schon eine genetische Disposition vor, auf Probleme und Druck mit Rückzug zu reagieren. Damit verliert der Kurzsichtige die Außenwelt aus den Augen und richtet sich in seiner eigenen Welt ein. Er verliert den Blick fürs große Ganze und denkt in Details. Die immer schlechtere Wahrnehmung der Außenwelt lässt diese auch immer bedrohlicher erscheinen. Sehr häufig finden wir bei stressbedingter Kurzsichtigkeit ein Ursprungstrauma.

Wenn der Kurzsichtige an sich und seinen Beziehungen etwas ändern möchte, kann eine Sehtherapie gute Dienste leisten. Einem stark Kurzsichtigen ohne therapeutische Unterstützung die Brille wegzunehmen, ist jedoch nicht der richtige Weg. Ein langsames Reduzieren der Kurzsichtigkeit mit therapeutischer Begleitung hilft ihm besser, sein Leben schrittweise neu zu sehen, anders zu bewerten und die Zukunft bewusst zu gestalten.

Im Rahmen einer Sehtherapie können die mit stressbedingter Kurzsichtigkeit zusammenhängenden Ängste und Blockaden aufgelöst und abgebaut werden.

Beispiel: In meine Praxis kam die 80-jährige Else. Sie hatte eine Kurzsichtigkeit von – 4,5 Dioptrien und inzwischen eine Makuladegeneration entwickelt. Insbesondere konnte sie die Farbe Rot nicht mehr wahrnehmen. In der Anamnese berichtete sie von einem traumatischen Kriegserlebnis. Im Alter von 24 Jahren hatte sie einen Überfall russischer Soldaten erlebt. Aus Angst vor Vergewaltigung hatte sie ihre Kinder so heftig zum Schreien gebracht, dass die Soldaten von ihr abließen. Am nächsten Morgen war sie aufgewacht und hatte festgestellt, dass sie extrem schlecht sehen konnte. Später hatte ein Augenarzt eine Kurzsichtigkeit von – 4,5 Dioptrien festgestellt. Erst in meiner Praxis war es ihr 60 Jahre später möglich, dieses Ereignis zu konfrontieren und im Rahmen der Sehtherapie zu lösen. Ihre Kurzsichtigkeit verbesserte sich spontan allein durch diese Sitzung um 1,5 Dioptrien. Durch eine Lichttherapie verbesserte sich zudem ihre Makuladegeneration. Drei Wochen später rief sie mich an und teilte mir freudig mit, dass sie die roten Geranien auf ihrem Balkon wieder als rot wahrnehmen konnte.

### Zwei Typen von Kurzsichtigen

In meiner Praxis zeigen sich zwei Typen von Kurzsichtigen:

» Der typisch Kurzsichtige ist durch Druck von außen kurzsichtig geworden. Er will immer genauer die Details erkennen, weil er darin seine Sicherheit findet. Immer mehr verengt sich seine Außenbeziehung und er verlangt häufig nach einer immer stärkeren Brille. Dahinter steckt in der Regel eine nicht konfrontierte Angst, oftmals verbunden mit Kontrollmustern. Typische Berufsgruppen sind Uhrmacher, Zahnärzte, Softwareentwickler (EDV-Leute) und vor allem Juristen.
» Der atypisch Kurzsichtige hat sich aus sich heraus von der Welt abgewandt und lebt in seiner selbstgeschaffenen Welt. Sehr häufig handelt es sich hierbei um hochsensible und intelligente Menschen, denen es nicht so wichtig ist, ob sie gerade alles scharf sehen oder nicht, da sie ohnehin in ihrer eigenen Welt leben. Typische Berufsgruppen sind Schriftsteller, Künstler, Maler etc.

KJB: Im Kontakt mit anderen Menschen spürte ich als Kurzsichtiger sehr viel Stress und wie ich mich hinter meiner Brille geradezu verschanzte. Sehr häufig spürte ich einen starken Druck um meine Augen herum, insbesondere wenn die Situation angespannt war oder ich im Kontakt mit anderen unbedingt mein Anliegen durchsetzen wollte. Ich war früher nicht in der Lage, mein Gegenüber zu fühlen, und versteifte mich in Gesprächen meistens auf meine Argumente. Als ich 1990 meine erste Sehtherapiestunde bekam, bei der ich aufgefordert wurde, meinen Blick zu lockern, spürte ich eine ungeheure Aggression, und eine nackte Panik erfasste mich.

Als ich nach der Stunde jedoch raus in die Natur ging, war mir, als würde ich mit einem freundlicheren Blick als bisher auf die Blumen und Bäume um mich herum schauen. Im Laufe der Jahre lernte ich Mitgefühl zu entwickeln. Ich machte die Erfahrung, dass im Rahmen meiner Entwicklung von Mitgefühl mein

»Augenblick« weicher und ich selbst flexibler wurde. Der Kontakt zu meinen Mitmenschen wurde liebevoller.

Im Alltag stellte ich fest, dass ich immer mehr bereit wurde, eine reduzierte Therapiebrille zu tragen. Man könnte sagen, dass ich im Verhalten stressfreier und wahrnehmender geworden bin. Ich hätte mir gewünscht, schon damals Ursula Büchler kennengelernt und konsequent die Sehtherapie verfolgt zu haben. Dies hätte sicher auch meinem Beziehungsleben und meinem entspannteren Umgang mit der Realität gutgetan.

### Kurzsichtigkeit und Imagination

Kurzsichtige tun sich schwerer mit Visualisationstraining und Wunsch erfüllender Imagination als andere:

» Sie können den erwünschten Endzustand schwer, manchmal überhaupt nicht imaginieren.
» Sie können den erwünschten Endzustand auch nicht fühlen, da sie auf das mentale (fokussierte) Sehen fixiert sind. Ihre Gefühlswahrnehmung kann sich jedoch nur durch das periphere Sehen entfalten.
» Durch die starre (verkrampfte) Augenlinse halten sie am gegenwärtigen Zustand fest und sind nicht flexibel für eine alternative, bessere Realität. Im Zusammenhang damit fehlt ihnen auch im geistigen Sinne weitsichtiges Denken und Handeln.

Sinnbildlich: Dem Kurzsichtigen erscheint das, was auf ihn zukommt, wie Kometeneinschläge, denen er ständig schnell ausweichen muss. Der Rechtsichtige hingegen sieht schon von Weitem, was auf ihn (in Zukunft) zukommt. Er kann entsprechende Vorkehrungen treffen und adäquat mitgestalten.

### Kurzsichtigkeit als Überlebensstrategie

Kurzsichtigkeit kann auch eine Überlebensstrategie sein. Hierfür ein Beispiel:

In meine Praxis kam ein gut aussehender Herr, der aber keinerlei Ausstrahlung aufwies, der 72-jährige Herbert. Er hatte eine Kurzsichtigkeit von − 24 Dioptrien. Das heißt, ohne Brille war seine Welt nur bis zu einer Entfernung von fünf Zentimetern vor dem Auge sichtbar. Danach verschwand sie im Nebel. In der Anamnese berichtete er seine Lebensgeschichte. Als junger Mensch hatte er keinerlei Fehlsichtigkeit. Während des Krieges kam er in russische Gefangenschaft. Dort musste er in einem Bergwerk ohne Werkzeug und ohne Licht arbeiten. Die meisten seiner mitgefangenen Kameraden überlebten diese unmenschlichen Bedingungen nicht. Dann sagte er: »Ich bin nur kurzsichtig geworden!«

Dieser Satz machte mir klar, was mit Herbert passiert war. Im Bergwerk hatte er gelernt, alle Gefühle und sämtliches peripheres Sehen auszuschalten. Im Bergwerk hatte er überlebt, indem er sich nur auf das konzentriert hatte, was direkt vor ihm lag: das Geröll, das er wegzutragen hatte. Mit dem Abschalten des peripheren (emotionalen) Sehens hatte er zugleich auch den vielfachen Tod seiner Kameraden und die Hoffnungslosigkeit der Zukunft ausgeblendet. Dies war damals notwendig, um zu überleben – der Preis war die Kurzsichtigkeit.

Im Therapiegespräch ehrte ich, was Herbert als Überlebensstrategie geschaffen hatte, und machte ihm klar: Da er die Kurzsichtigkeit als Überlebensstrategie selbst entwickelt hatte, könne er sie nun selbst langsam wieder abbauen. Am nächsten Tag kam Herbert erneut in die Praxis. Ich war erstaunt, ihn zu sehen, denn der »graue Herr« hatte nun eine veränderte Ausstrahlung. Er war wahrnehmbar geworden. Es war nicht nur ein Schimmer von Hoffnung, der ihn durchstrahlte, sondern auch ein Frieden mit sich selbst. Es war, als wenn durch das Therapiegespräch ein wesentlicher Teil seiner Seele in seinen Körper zurückgekehrt wäre. Der Teil seiner Seele, der damals im Bergwerk zurückgeblieben ist, war wieder im Hier und Jetzt angekommen.

### Die Korrekturbrille bei kurzsichtigen Kindern

Gerade bei Kindern ist es wichtig, eine bestehende Kurzsichtigkeit nicht maximal auszukorrigieren. Sonst nehmen wir ihnen die Chance zum Träumen (peripheres Sehen).

Erinnern wir uns: Die Korrektur für Kurzsichtige schiebt das wahrgenommene Bild in die Stelle des besten Sehens: in die Makula, die kleine Netzhautgrube. Diese hängt unmittelbar mit der Energieversorgung des Verstandes zusammen. Eine leichte Abschwächung bringt dagegen die Abbildung in den Bereich *zwischen* Gefühl und Verstand. Das Kind kann dadurch den Spielraum zwischen Fühlen und Verstehen auf optimale Weise nutzen.

Nur am Rande sei erwähnt, dass hierin auch eine Gefahr von Computerspielen liegt, das Kind im Verstand – und in Allmachtsfantasien – festzuhalten und die

Gefühlsentwicklung zu blockieren. Dies zeigt sich u.a. in der dramatisch ansteigenden Kurzsichtigkeit bei Kindern und Jugendlichen durch diese Computerspiele. Wir sollten unsere Kinder wieder lehren, sich liebevoll mit der Natur zu beschäftigen und die Imagination und das Träumen nicht zu vergessen.

# Weitsichtigkeit: Distanz wahren – die weite Sicht der Welt

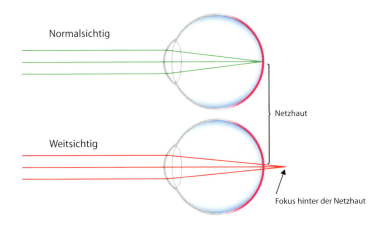

An dieser Stelle ist es mir ein besonderes Anliegen, die Struktur des Weitsichtigen zu erklären. Viele Bücher über Sehtherapie wurden von Kurzsichtigen geschrieben. Da ich selbst leicht weitsichtig bin und auch immer wieder weitsichtige Klienten in meine Praxis kommen, ist es mir möglich, aus eigener Erfahrung mit dem Weitsichtigen mitzufühlen und ihn in der Therapie zu begleiten.

Bei der Weitsichtigkeit (Hyperopie) besteht wie bei der Kurzsichtigkeit eine Diskrepanz zwischen der Brechkraft der Linse und dem Ort der Bildentstehung. In dem Fall liegt der Brennpunkt jedoch nicht vor, sondern hinter der Netzhaut. Dies kann (im Gegensatz zum Kurzsichtigen) der schwach Weitsichtige durch eine starke Krümmung der Augenlinse ausgleichen, sodass eine schwache Weitsichtigkeit oftmals gar nicht auffällt. Im Gegenteil: Der schwach Weitsichtige sieht besonders gut und kontrastreich in der Ferne, vergleichbar mit einem überkorrigierten Kurzsichtigen.

Der schwach Weitsichtige spannt die Augenlinse automatisch an, um in der Ferne gut zu sehen. Er sieht in der Ferne in der Regel überdurchschnittlich gut. Er braucht eher eine Nahbrille, um im Nahbereich deutlicher zu sehen.

Beim stark Weitsichtigen reicht die Anspannung der Augenlinse nicht mehr aus, um das Bild scharf auf die Netzhaut zu bringen – egal ob sich das Objekt in der Ferne oder in der Nähe befindet. Er benötigt eine Brille, die es ihm ermöglicht, gut und entspannt zu sehen.

Wir werden alle mit einer Weitsichtigkeit von etwa + 3,0 Dioptrien geboren. Die Ich-Prägung, die wir als Kind erfahren, geht in den ersten Lebensjahren mit der Reduzierung der Weitsichtigkeit einher. Der Ausgleich der Weitsichtigkeit ist bei uns allen ein Teil unseres Entwicklungsprozesses.

Eine Weitsichtigkeit von über drei Dioptrien sollte auch im Kindesalter – zumindest teilweise – korrigiert werden, da sonst die Gefahr einer Schielentwicklung oder einer Entwicklungshemmung besteht. Eine angemessene Brille hilft dem Weitsichtigen, dass er sich entspannt konzentrieren kann. Mir ist es an dieser Stelle wichtig zu betonen, dass mit einer Teilkorrektur bei Kindern häufig mehr erreicht wird als durch eine Vollkorrektur.

Hierzu ein Praxisbeispiel:

In meine Praxis kam der sechsjährige Lukas mit seinen Eltern. Lukas ist ein aufgewecktes Kind, an allem interessiert, er konnte sich aber nicht auf das konzentrieren, was man von ihm verlangte. Er war in seiner Entwicklung zurückgeblieben und noch nicht schulreif. Die Augenprüfung ergab eine Weitsichtigkeit von + 6,0 Dioptrien. Seine Sehleistung ohne Brille lag nur bei 10 %. Mit Gläsern von + 6,0 Dioptrien erreichte Lukas dennoch nur eine Sehleistung von 40 %. Auch mit Gläsern von + 4,0 Dioptrien erreichte Lukas dieselbe Sehleistung von 40 %. Ich verordnete Lukas deshalb eine erste Brille mit Gläsern von + 4,0 Dioptrien.

Nach einem Jahr kamen die Eltern mit dem kleinen Lukas zu einem Kontrolltermin in die Praxis. Die Sehprüfung ergab, dass Lukas mittlerweile mit seiner + 4,0-Dioptrien-Brille eine Sehleistung von 100 % erreicht hatte. Die Eltern berichteten, dass in dem einen Jahr Lukas seinen ganzen Entwicklungsrückstand aufgeholt und sich prächtig entwickelt hatte. Die Brille hatte es ihm erlaubt, die Außenwelt wahrzunehmen, und wie eine Leiter zu einem guten Sehen gewirkt (siehe dazu die Abbildung auf Seite 172). Neurologisch betrachtet: Die Therapiebrille hatte es Lukas ermöglicht, die Außenreize einzuordnen. Dadurch wurde die Bildung neuer Synapsen angeregt.

## Der Weitsichtige im Vergleich zum Kurzsichtigen

Der Kurzsichtige muss sich entspannen, um besser sehen zu können, hat aber die Möglichkeit, in der Nähe entspannt gut sehen zu können. Der Weitsichtige muss sich dagegen anspannen, um in der Ferne *und* in der Nähe gut sehen zu können. Diese Anspannung kann er auf Dauer nicht aufrechterhalten. Es ist, als würde er den ganzen Tag mit Hanteln durch die Wohnung laufen.

Es ist wichtig zu verstehen, warum der Weitsichtige permanent abschweift: Für ihn bedeutet Konzentration wesentlich mehr Anspannung als für den Normalsichtigen. Er muss immer wieder abschweifen, um sich entspannen zu können. Der Weitsichtige muss das Spiel zwischen Anspannung und Entspannung der Augenlinse und der Augenmuskeln lernen. Er versucht seine Mitmenschen durch Visionskraft und Fantasie mitzureißen und lässt sich selbst am besten durch Begeisterung und emotional geladene Bilder motivieren. Der Kurzsichtige verlässt sich eher auf Fakten und sucht auch in seiner Überzeugungsarbeit eher logische Argumente anzubringen.

Für den Weitsichtigen ist das große Ganze wichtig und nicht die Suche nach den Details. Er ist der Visionär, der Emotionalere. Sein Fokus ist auf die Welt außerhalb seines Seins gerichtet. Häufig schweift sein Verstand in die Zukunft oder die Vergangenheit ab. Die Emotionen überborden gerne die Realität. Oftmals ist er interessiert an jedem und allem. Es fällt ihm schwer, sich zu konzentrieren. Je weitsichtiger jemand ist, umso stärker ist diese Ausprägung. Der typisch Weitsichtige ist also weniger für Detailarbeit und nicht so sehr zu einem fokussierten Beruf geeignet. Er ist vielmehr derjenige, der den Überblick behält und ggf. die Einzelausführungen delegiert. Dem Kurzsichtigen dagegen fehlt eher die Visionskraft. Er ist sehr strukturiert und konzentriert sich mehr auf das, was konkret im Hier und Jetzt vor Augen liegt.

Da der Kurzsichtige und der Weitsichtige strukturell völlig verschieden veranlagt sind, ist es für beide Typen oftmals schwierig, einander zu verstehen. Ich bin heute der Überzeugung, dass viele Partnerschaftskonflikte und Eltern-Kind-Konflikte, die zwischen einem Kurz- und einem Weitsichtigen bestehen, durch ein tieferes Verstehen und Akzeptieren dieser Unterschiedlichkeiten lösbar sind.

### *Praxisbeispiel: weitsichtige Ehefrau, kurzsichtiger Ehemann*

Ein Beispiel aus meiner Praxis kann den Unterschied zwischen dem Kurz- und dem Weitsichtigen gut demonstrieren.

Zu meinen Klienten gehörten Helga und Bernd, ein junges Ehepaar, die ein

Kommunikationsproblem hatten. Helga war weitsichtig: + 2,0 Dioptrien, Bernd stark kurzsichtig: – 5,0 Dioptrien. Helga wollte gerne ein Eigenheim bauen. Um ihren Mann zum Bau zu bewegen, hatte sie ihm vorgeschwärmt, wie schön es sei, wenn die gemeinsamen Kinder eines Tages im Garten spielen würden. Bernd reagierte unwirsch, dass es derzeit ja weder Geld noch eigene Kinder gäbe. Helga versuchte ihn immer wieder erneut zu faszinieren, indem sie ihm ihre Vision farbig ausmalte (Strategie des Weitsichtigen). Doch je mehr sie ihn mit attraktiven Zukunftsbildern emotional mitreißen wollte, umso mehr zog sich Bernd auf seinen Intellekt zurück (Strategie des Kurzsichtigen). Egal was Helga vorbrachte, Bernd antwortete stets mit »Ja, aber ...«. Mit seinem »Ja« drückte er sein Ja zur Beziehung aus – mit seinem »aber« bekundete er seinen Widerstand.

Ich verordnete Bernd eine Therapiebrille von – 3,5 Dioptrien, mit der er statt 120 % (Visus 1,2) nur noch 80 % Sehleistung hatte. Durch die Therapiebrille und entsprechende Sehübungen regte ich in Bernd das periphere Sehen und damit auch seine emotionale Wahrnehmung an. Helga hingegen verordnete ich Sehübungen ohne Brille. Diese unterstützten Helga, sich auf einen Fokus in der Nähe zu konzentrieren, das Naheliegende, und ihr peripheres Sehen zu reduzieren. Schon nach wenigen Sitzungen berichteten beide, dass sie aufeinander zugingen, den anderen verstehen und eine gemeinsame Lösung finden konnten.

### Alterssichtigkeit (Presbyopie) – Abschied von der Jugend

Die Fähigkeit, die Augenlinse stärker zu krümmen und sich dadurch auf die Nähe einzustellen, nimmt mit zunehmendem Lebensalter ab. Die Alterssichtigkeit macht sich bei Weitsichtigen früher bemerkbar als bei Kurzsichtigen. Da der Kurzsichtige in der Nähe gut sieht, überbrückt er diesen Mangel, indem er in der Nähe die Brille abnimmt (was er in jungen Jahren nicht gemacht hatte). Abhängig von der Art der Fehlsichtigkeit wird die fehlende Nahsicht zwischen dem 40. und 50. Lebensjahr mehr und mehr als Störung bemerkt. Durch Sehtraining kann dieser Alterungsprozess hinausgezögert und die Sehleistung verbessert werden. So wie ein 50-Jähriger durch regelmäßigen Besuch eines Fitnessstudios seine Kondition und seine Muskelkraft steigern kann, so ist es auch möglich, durch Sehtraining seine »Augenfitness« zu verbessern.

Hier ist es ganz wichtig, die äußeren und die inneren Augenmuskeln gleichermaßen zu trainieren. Die inneren Augenmuskeln sind für die Krümmung der Augenlinse zuständig, die äußeren Augenmuskeln für die Beweglichkeit des Auges und die Fähigkeit, sich auf die Nähe zu fokussieren. Da beide Muskelgruppen miteinander verschaltet sind, wird durch ein Training beider Muskelgruppen zugleich die Augenlinse angeregt, und die Fähigkeit, in der Nähe zu sehen, wird deutlich verbessert. Das Tragen einer Lesebrille wird so unter Umständen um einige Jahre hinausgezögert.

## Astigmatismus: Visionäre, Sammler und Strukturlose

Die Hornhaut (Cornea) eines Idealauges ohne Astigmatismus ist mit der ebenmäßigen Oberfläche einer Kugel zu vergleichen. Beim Astigmatismus, auch Hornhautverkrümmung oder Stabsichtigkeit genannt, handelt es sich um eine Abweichung von dieser Idealform. Vergleichbar mit der Erdoberfläche sehen wir auch hier Täler und Hügel. Im Grunde genommen weist jedes Auge eine mehr oder weniger große Abweichung auf.

Wir unterscheiden grundsätzlich vier verschiedene Astigmatismen. Meiner Erfahrung nach korrelieren die Formen des Astigmatismus mit unterschiedlichen Persönlichkeitsmerkmalen.

**Vertikaler Astigmatismus (Astigmatismus rectus):** Das Licht wird auf der Hornhaut in der Senkrechten stärker gesammelt als in der Waagrechten. Körperliche Entsprechung: Wirbelsäule. Diese Menschen zeigen zumeist eine starke und oftmals starre Willensstruktur und lassen sich ungerne verbiegen. Je stärker dieser Astigmatismus, umso größer der Eigenwille. Hat ein Kind diesen Astigmatismus stark ausgeprägt, ist mit Verständnis und Beharrlichkeit mehr zu erreichen als durch Verbote. Die vertikale Ausprägung ist die häufigste Form des Astigmatismus.

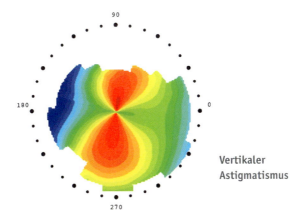

Vertikaler Astigmatismus

**Horizontaler Astigmatismus (Astigmatismus inversus):** Hier wird das Licht in der Horizontallinie stärker gesammelt. Körperliche Entsprechung: Schultergürtel. So ein Mensch sammelt gerne. Das Sammeln kann sich auf materielle Dinge wie zum Beispiel Geld, Häuser oder Gegenstände beziehen oder auf immaterielle Dinge wie zum Beispiel Macht, Informationen oder Ansehen. Hier steht nicht die Kreativität im Vordergrund, es handelt sich mehr um Menschen, die ihre Aufgaben abarbeiten und bereit sind, Lasten zu tragen.

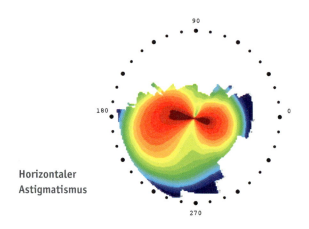

Horizontaler Astigmatismus

**Schräger Astigmatismus (Astigmatismus obliquus):** Der »Gebirgszug« in der Hornhaut läuft diagonal durch die Hornhaut. Damit im Gehirn das Bild richtig ankommt, müssen die Ziliarmuskeln und Bänder das hereinkommende Bild ständig drehen. Körperliche Entsprechung: Da die Verdrehung der Ziliarmuskeln und Bänder sich durch den ganzen Körper fortsetzt, kann es zu Körperschemastörungen kommen. Dies ist vergleichbar mit Bäumen, die in sich verdreht wachsen. Damit zum Beispiel die senkrechte Linie auch wirklich als senkrecht wahrgenommen wird, erträgt der Mensch diese ständige innere Verdrehung. Psychologisch betrachtet: Es handelt sich hier um jemanden, der die Wahrheit verdreht wahrnimmt und somit die Tatsachen infolgedessen auch verdreht wiedergibt. Dieses Beispiel kann uns möglicherweise mit Mitgefühl erfüllen, weil wir erkennen, dass eine Person mit einem schrägen Astigmatismus gar nicht anders kann, als die Tatsachen zu verdrehen.

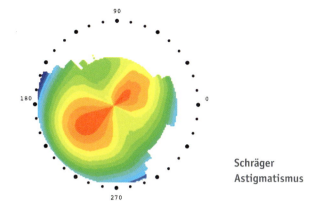

Schräger Astigmatismus

**Ungleichmäßiger Astigmatismus (Astigmatismus irregularis):** Es handelt sich hier um eine ungleichmäßige, unstrukturierte Landschaftsform, die »Hügel« sind ungleichmäßig verteilt. Das Licht bekommt keine strukturierte Richtung, sondern wird mehr oder weniger ungleichmäßig gebrochen. Menschen mit dieser Cornea tun sich schwer darin, klare Gedanken zu fassen, Konzepte zu erstellen, Ideen in die Tat umzusetzen und dem Leben Struktur zu geben. Sie fühlen sich wie jemand, der einer Orchesterprobe lauscht, bei der jeder Musiker seinen eigenen Ton spielt und bei der das Gesamtstück noch nicht erkennbar ist. Diese Menschen profitieren in besonderem Maße von Sehtraining und Sehtherapie.

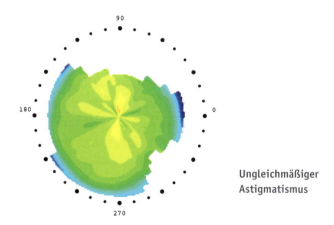

Ungleichmäßiger Astigmatismus

Im Idealfall kompensiert die Augenlinse die Ungleichmäßigkeit der Hornhaut, sodass sich der Astigmatismus auf der Netzhaut nicht mehr auswirkt. Das bedeutet, dass der Ziliarmuskel und die Ziliarbänder unterschiedliche Kräfte auf die Augenlinse ausüben, damit das Objekt richtig abgebildet wird. Das erzeugt einen – je nach Astigmatismus – mehr oder weniger großen, permanenten Spannungszustand im Auge. Da alles miteinander verbunden ist, hat dies Auswirkungen auf den gesamten Körper.

» Würde die Augenlinse den Abweichungsfehler der Hornhaut nicht kompensieren, würde auf der Netzhaut ein Kreis als Ellipse abgebildet werden.
» Kompensiert die Augenlinse zu wenig, bleibt ein Restastigmatismus übrig.
» Kompensiert die Augenlinse zu stark, erscheint auf der Netzhaut ein anderer Astigmatismus, der entweder in der Größe oder in seiner Ausrichtung von der Form des Hornhautastigmatismus abweicht. Menschen, bei denen dies der Fall ist, neigen zu Überreaktionen und Überkompensationen auch im praktischen Leben. Die Sehtherapie versucht diese Überkompensation abzubauen.
» Eine Fehlkompensation ist gegeben, wenn die Augenlinse einen senkrechten oder waagerechten Astigmatismus in einen schrägen Astigmatismus umwandelt. Hier finden wir Menschentypen mit einer verdrehten Wahrnehmung vor: »Das habe ich so nicht gesagt« usw.

Ein Astigmatismus des rechten Auges weist auf die genetisch vererbten Grundmuster des Vaters hin, ein Astigmatismus des linken Auges auf die Grundmuster der Mutter.

Gemessen wird der Astigmatismus in seiner Größe und Ausrichtung mit einem Kerato-Refraktometer. Dieses Gerät misst die Hornhaut an mehreren tausend Punkten aus und bildet daraus eine farbige Landkarte der Hornhaut ab (Cornea-Astigmatismus). Gleichzeitig misst es den Astigmatismus auf der Netzhaut (Netzhaut-Astigmatismus). Den Kompensationsmechanismus der Linse (Linsen-Astigmatismus) erhält man aus der Differenz dieser beiden Werte.

Es ist wichtig, sich aller drei Werte bewusst zu sein. Üblicherweise wird bei der Brillenkorrektur lediglich der Netzhaut-Astigmatismus gemessen und korrigiert und der Klient dadurch in seinem Sehmuster festgehalten.

In der Regel lässt sich der Astigmatismus durch ein zylindrisches Brillenglas korrigieren. Erst durch eine Therapiebrille und Sehtherapie können die dem Astigmatismus zugrunde liegenden Muster durchbrochen werden. Die Art und Weise der Intervention hängt u.a. vom Alter und dem körperlichen und psychischen Zustand des Klienten ab. Da die Korrektur des Astigmatismus durch Brillengläser einen starken Einfluss auf die Psyche des Klienten hat, ist hier sehr viel Fingerspitzengefühl geboten.

## Praxisfall zur Hornhautverkrümmung (Astigmatismus irregularis), hier: Sonderfall Keratokonus

Der 55-jährige Horst ist von Beruf Musiker in einem Orchester und machte auf mich einen sehr feinfühligen, sensiblen, aber auch energielosen Eindruck. Sein Augenarzt hatte auf dem rechten Auge einen Keratokonus festgestellt. Ein Keratokonus ist eine starke Vorwölbung der Hornhaut, welche zu einer sehr unregelmäßigen, instabilen Hornhautform führt, die mit einer Brille nicht auszugleichen ist. Das Auge hatte nur eine Sehleistung von maximal 20 %.

Hier interessierte ich mich aufgrund der Erkrankung des rechten Auges besonders für die väterliche Linie des Klienten. Die Anamnese ergab, dass der Vater von Horst vor 20 Jahren an einem emotional bedingten Herzleiden verstorben war. Horsts Vater war im Zweiten Weltkrieg als Pfarrer an der Front gewesen und musste dort sehr viel Leid mit ansehen, ohne wirklich helfen zu können.

Im Therapiegespräch mit dem rechten Auge des Klienten (er trug währenddessen eine Augenklappe auf dem linken Auge) würdigte ich die Sensibilität und die über die persönlichen Kräfte hinausgehende, aufopfernde Leistungsbereitschaft des Vaters. Horst selber hatte als Kind seinen Vater als schwach, traumatisiert und ihm zu wenig zugewandt erlebt. Durch das mitfühlende Verstehen der Hintergründe und die innere Versöhnung mit seinem Vater begann für Horst sein eigener Heilungsprozess. Gleichzeitig veranlasste ich, dass Horst eine harte Spezialkontaktlinse für sein rechtes Auge angepasst bekam. Aufgabe der harten Kontaktlinse war es, die Vorwölbung der Hornhaut zurückzudrängen und eine gleichmäßige, stabile Vorderfläche für das Auge herzustellen. Somit war eine klar ausgerichtete und gut abgegrenzte Fläche entstanden. So wurde Vorsorge getragen, dass das auftreffende Licht gut strukturiert und gleichmäßig ausgerichtet auf die Netzhaut gelangen konnte. Die Verzerrung durch die Hornhaut war damit minimiert.

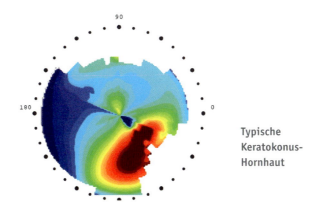

Typische
Keratokonus-
Hornhaut

Nach drei Monaten kam Horst erneut in meine Praxis. Die Sehleistung seines rechten Auges ohne Kontaktlinse war von 20 auf 60 % angestiegen. Horst berichtete, dass er geistigen Kontakt aufgenommen hatte mit der Seele seines Vaters. Er hatte das Gefühl, dass sein Vater ihm zulächelte, ihn aufmunterte, fröhlich zu sein und zu tanzen. Dadurch hatte sein Leben eine neue Qualität bekommen.

Nun war der Zeitpunkt gekommen, an dem ich Horst erstmals Augenübungen für beidäugiges Sehen anbieten konnte. Hier setzte ich insbesondere das »Picture of the Universe« (siehe Seite 129) ein.

Der vorliegende Fall ist ein weiteres Beispiel dafür, wie systemische, integrative Interventionen zu einer deutlichen Verbesserung der Sehleistung und der Lebensqualität führen.

## Grauer Star – getrübte Sicht

Wenn die Linse getrübt ist, nennen wir dies »grauen Star« (Katarakt). In der Regel entwickelt sich der graue Star erst im Alter (»Altersstar«). Es gibt aber auch Kinder, die mit einer getrübten Augenlinse geboren werden. Eine seltene Variante ist der juvenile (das heißt in jungen Jahren entwickelte) graue Star.

Die Linse ist das proteinreichste Gewebe des ganzen Körpers. Sie ist deshalb besonders anfällig zur Trübung. Die Proteine denaturieren durch verschiedene Ursachen:

» Medikamente
» Fehlernährung
» Lichteinwirkung
» genetische Disposition
» emotionale Auslöser, meistens zusammenhängend mit Herzensleid. Die Augenlinse entspricht auf der Körperebene dem Herzen. Herzreaktionen, zum Beispiel bedingt durch starke emotionale Belastungen, führen zu Veränderungen der Augenlinse.
» schädliche Strahlung (Feuerstar), zum Beispiel bei Glasbläsern, die keine Schutzbrille verwenden

Ich habe beobachtet, dass insbesondere Klienten mit hoher Fehlsichtigkeit häufig Krankheiten am Auge entwickeln, da das Ventil für die Krankheit oft das Auge ist.

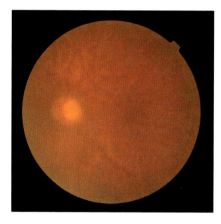

Deutliche Trübung der Linse, die Gefäße sind nicht mehr zu erkennen

Der nachfolgende Patientenfall zeigt, dass emotionale Einflüsse bei Fehlsichtigen in sehr kurzer Zeit zu einem Katarakt führen können.

Als ich noch mein Optikergeschäft hatte, kam immer wieder die unverheiratete 38-jährige Helga, um sich eine Brille anpassen zu lassen. Sie war kurzsichtig: – 6,0 Dioptrien. Sie lebte noch bei ihrer Mutter, zu der sie eine sehr enge Bindung hatte. Eines Tages kam sie in meine Praxis. Ihre Sehleistung war innerhalb der letzten drei Monate so rapide gesunken, dass ich aufmerksam wurde. Helga berichtete vom plötzlichen Tod ihrer Mutter, der sie in einen Schockzustand versetzt hatte. Helga erkannte, dass die Verschlechterung der Sehleistung mit dem Tod ihrer Mutter zusammenhing. Damals gab ich noch keine Sehtherapie und musste mit Bedauern feststellen, dass hier eine Kataraktoperation unumgänglich war.

## Eine verhinderte Kataraktoperation

Die 49-jährige Sabine stand eine Woche vor einer Operation des grauen Stars am linken Auge. Das rechte Auge war bereits ein Jahr zuvor operiert worden. Sie war kurzsichtig: – 5,5 Dioptrien. In der Klinik wurde ihr nach dem Eingriff rechts eine Kontaktlinse angepasst mit – 2,5 Dioptrien. Ein Sehtest ergab, dass ihre

Sehkraft rechts bei 60 % lag, links bei 45 %. Die Überprüfung ergab auch, dass die Sehleistung kaum verbesserungsfähig sei.

Die Klientin erzählte, dass ihr Vater im gleichen Alter eine Kataraktoperation gehabt habe. Vor drei Jahren wurde ihr die Gebärmutter entfernt. Ihre Mutter verlor im gleichen Alter ebenfalls ihre Gebärmutter. Ihre Eltern stammten beide aus dem heutigen Tschechien, wurden jedoch im Alter von 36 und 37 Jahren vertrieben. Im Laufe der Therapie stellte sich heraus, dass die Mutter der Mutter kurz vor der Vertreibung an Tuberkulose gestorben war. Da war Sabines Mutter gerade mal sieben Jahre alt. Dann fiel ihr noch ein, dass sie selbst mit drei Wochen eine Lungenentzündung bekam und daran fast gestorben wäre.

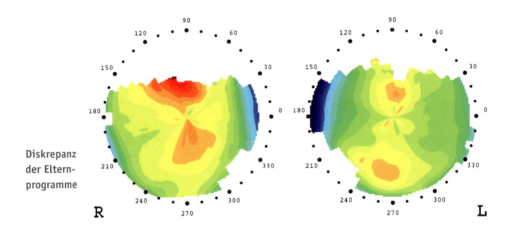

**Diskrepanz der Elternprogramme**

Sabine erzählte, dass sie ein ganz schlechtes Verhältnis zu ihren Eltern habe. Die Mutter hätte sie immer geschlagen und der Vater hätte sich nicht eingemischt. Sie spürte nur Verachtung für den schwachen Vater und die gewalttätige Mutter.

Sabine war ein Mutterkind. Ihr linkes Auge war weiter, größer als das rechte Auge. Alles Dominante lag auf der Mutterseite. Diese aber lehnte sie vehement ab. Sie wunderte und beklagte sich, dass sie die Gebärmutter und die rechte Augenlinse verloren hatte und mit ihrem Leben nicht zurechtkommt. Sie hatte zwei Kinder, die sie liebevoll erzieht und zu denen sie ein gutes Verhältnis hat. Warum konnte ihre Mutter nicht auch so liebevoll zu ihr sein?

Ich versuchte Sabine ein Szenarium aufzuzeigen. Die Mutter der Mutter starb kurz vor der Vertreibung und ihre Mutter war damals gerade sieben Jahre alt. Was die Mutter auf der Flucht alles gesehen und erlebt hat, wissen wir nicht. Ich versuchte Sabine klarzumachen, dass das, was ihre Mutter damals erleben musste, viel schlimmer war als die Schläge, die sie selbst als Kind hinnehmen musste. Doch sie weigerte sich, das so zu sehen. »Ich muss mich schützen«, war ihr Standardsatz, wenn sie ihren Blickwinkel verändern sollte. Doch ich blieb stark und konsequent. Wenn sie Erlösung von ihrem Leid haben möchte, sagte ich, dann sollte sie mir zuhören, den Bildern folgen und mir vertrauen. »Und was«, fragte ich, »wollen Sie denn noch verlieren? Die Gebärmutter und die Linse im rechten Auge haben Sie schon verloren.« »Nein, nein«, sagte sie, »ich muss mich schützen! Die Angst vor der Wahrheit ist so groß.« Meine Antwort darauf: »Sie haben die Wahl.« Sie sagte: »Okay.« Sie sagte permanent »okay«, nie »ja« oder »nein«. Ich erklärte ihr, dass ihre Zellen im Körper auf diese Weise keine Handlungsinformation bekommen. Die Zellen sitzen wie auf gepackten Koffern, bereit zum Aufbruch, um das umzusetzen, was sie als Auftrag erhalten. Sie erhielten aber keinen Auftrag von ihr. Denn ein Okay ist eine nicht zur Handlung führende Aussage. Es ist ein »Ich habe es vernommen«. Mehr nicht. So bleibt alles beim Alten. Das führt unweigerlich zu einem Gefühlsstau, zu Depressionen oder Aggressionen, keinesfalls zu einem Gesundungszustand, den Sabine einklagte.

Ich bat Sabine, klar Ja oder Nein zu sagen, ein Nein, das Stopp signalisiert. Es war ihr kaum möglich, Nein zu sagen. Als sie es endlich schaffte, fing sie an zu lachen. Das emotionale Erleben ist aber nicht zum Lachen. Sie belog sich mit diesem Lachen selbst. Solche »Lügen« waren Ursache für ihre Krankheiten, für Leid und Stagnation. Noch schlimmer: zur Kreation neuer Leidstrukturen, körperlich und seelisch. Wenn sie es nicht schaffte, klar Nein zu sagen, würde sich nichts positiv verändern.

Es dauerte lange, bis sie so weit war. Es flossen viele Tränen. Sie erinnerte sich an den Moment, in dem ihre Mutter ihr vom Tod ihrer Mutter erzählte. Dabei habe die Mutter gelacht, erzählte sie mir. Darüber war Sabine sehr erbost, denn sie selbst musste damals weinen. Sie erkannte, dass ihr Verhaltensmuster identisch war mit dem der Mutter, die sie so verurteilte und ablehnte. Sie wurde ruhiger und konnte mit Ernsthaftigkeit ein klares Nein ohne Lachen aussprechen.

Nach dem Weinen maß ich ihre Hornhaut. Diese hatte sich durch die emotionale Reaktion in der Form verändert. Hierbei konnte ich deutlich sehen, dass der Schwerpunkt des linken Auges unten war. Dies verweist auf Depressionen. Das rechte Auge, das Vaterauge, hatte einen starken Zug nach oben. Der Vater hatte sich immer rausgehalten, hatte sie auch nie verteidigt. Diese Augenposition erzeugt Stress im Gehirn, ja im ganzen Körper.

Hier konnte nur eine prismatische Korrektur erste Abhilfe schaffen. Mit Kontaktlinsen ist eine solche Korrektur nicht möglich. Mit speziellen Brillengläsern konnte das rechte Auge entspannt nach oben schauen, wo es hin will, das linke entspannt nach unten. Das geschieht durch einen optischen Trick, der dem Gehirn signalisiert, beide Augen würden in die gleiche Richtung schauen, was die Muskulatur der Augen entspannt und dem ganzen Körper Entlastung gibt. Aus einer entlasteten psychischen und physischen Situation heraus ist eine Therapie schneller und erfolgreicher anzuwenden.

Bevor ich das Prisma einschalte, mache ich einen beidäugigen Sehtest, bei dem die Seheindrücke des rechten und linken Auges getrennt wahrgenommen werden, ohne dass der Klient das bemerkt. Im Laufe dieses speziellen Sehtests zeigte es sich, dass die Sehleistung des linken Mutterauges immer schlechter wurde. War beim Sehtest mit dem Einzelauge die Sehleistung des linken Auges von 40 auf 90 % gestiegen, so sank die Sehleistung jetzt immer mehr, je länger ich Sabine mit beiden Augen auf das Testfeld blicken ließ. Das bedeutete, dass die Mutter ein sehr gutes Potenzial hatte, es aber nicht lebte, wenn der Vater anwesend war. Sabine berichtete, dass ihre Mutter nur eine geringe Schulbildung hatte und vom Ehemann deswegen verachtet wurde. Wenn er auftauchte, klappte sie regelrecht zusammen. Sie war andererseits auch immer in Angst, ihr Mann könnte vor ihr sterben und sie alleine zurücklassen. Beim anschließenden binokularen Sehtest mit der prismatischen Korrektur wurde das linke Auge immer besser und besser und erreichte wieder 90 % Sehleistung.

Mit den Prismen bringe ich beide Augen in die gleiche Sehqualität, sodass Vater und Mutter im Gleichgewicht sind und keiner den anderen übertrumpft. Die Klientin entspannte sich mehr und mehr, und ich konnte die Brillenstärke weiter reduzieren: rechts von – 2,5 Dioptrien auf nur noch – 1,5 Dioptrien, um auf eine Sehleistung von 100 % zu kommen. Aber das größte Wunder geschah mit ihrem linken Auge. Mit vorher – 5,5 Dioptrien und einer Sehleistung von 45 % erreichte sie plötzlich mit – 4,25 Dioptrien und der prismatischen Korrektur ebenfalls eine Sehleistung von 100 %. Dieses »Wunder« geschah innerhalb einer dreistündigen Sitzung.

Die Klientin zückte sofort ihren Terminkalender und stornierte den Termin für die Kataraktoperation ihres linken Auges. Diese Operation war jetzt nicht mehr nötig. Nicht ihre Augenlinse war getrübt, sondern der Blick ins Leben hatte die Eintrübung verursacht.

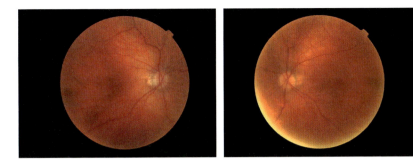

Energetische Überstrahlung der Augenlinsen

Die Aufnahme ihrer Netzhaut hatte mich aufmerksam gemacht. Die Gefäße waren recht deutlich auf der Aufnahme meiner Funduskamera zu sehen. Bei einem Katarakt sieht man die Gefäße der Netzhaut wie durch einen Nebel. Die hellen Ränder der Aufnahme des linken Auges mit der Infrarotkamera deuteten auf eine energetische Überstrahlung »Stress« hin, die in diesem Fall mit der prismatischen Korrektur »entstresst« werden konnte.

Dieser Fall ist ein schönes Beispiel, wie sich meine Arbeit als systemische Therapeutin und Augenoptikerin ergänzt und sich synergetisch optimiert.

### Kataraktoperation – ja oder nein?

Auf die Frage, ob bei einem grauen Star operiert werden soll, gibt es keine pauschal gültige Antwort.

Ein grauer Star kann die Psyche des Betroffenen und die seiner Mitmenschen stark belasten. Wenn nur ein Auge eingetrübt ist, verliert dieser Mensch die Fähigkeit zur dreidimensionalen Wahrnehmung. Sind beide Augen betroffen, bedeutet dies einen erheblichen Verlust von Lebensqualität. Der graue Star wirkt dann wie ein immer dichter werdender Vorhang, der den Menschen von seiner Außenwelt abtrennt. Die Ängste vor der Staroperation und der Welt um ihn herum nehmen mit fortschreitender Erkrankung zu.

Die Angst vor einer Operation ist heute nicht mehr begründet. Die Augenärzte verfügen über modernste Geräte und Techniken. Ein winzig kleiner Schnitt in der Hornhaut, das Entfernen des Linseninhaltes und das Einsetzen einer künstlichen Augenlinse ist heute eine Standardoperation. Die Lebensqualität nimmt nach der Operation deutlich zu, da wieder Licht in den Betroffenen hineinkommt.

Wird ein fortgeschrittener grauer Star (reifer Katarakt) nicht operiert, kann es durch Verflüssigung der Linsenproteine zur Auflösung der Linsenkapsel kommen. So würden die Proteine ins Auge gelangen und eine Abwehrreaktion auslösen. In diesen Fällen ist eine Augenoperation zwingend notwendig.

Es gibt jedoch mögliche Komplikationen nach Staroperationen, die zu beachten sind: Die Zellen der Augenlinse sind normalerweise vom Rest des Auges abgekapselt. Sollten bei der Operation einzelne dieser Zellen aus der Augenlinse ins Augeninnere gelangen, werden sie vom Immunsystem nicht als körpereigene Zellen erkannt und angegriffen. Dies kann zu Entzündungen und in Ausnahmefällen zu erneuten Trübungen führen, dem man jedoch medizinisch entgegenwirken kann. Vertrauen in den behandelnden Arzt sowie in die eigenen Selbstheilungskräfte unterstützen den Heilungsprozess.

Ein weiteres Thema ist die Zunahme der Makuladegeneration (siehe nächstes Kapitel) nach Staroperationen: Die Trübung der Linse schützte die altersgeschwächte Makula bisher vor zu vielen Einflüssen, welche nicht mehr verarbeitet werden konnten. Nach der Operation prallen die Lichtstrahlen nun viel stärker als vorher auf die Netzhaut auf. Deshalb sollte man bewusst abwägen, ob eine Staroperation immer – zum Beispiel schon bei einer ganz leichten Trübung – sinnvoll ist.

Der Gefahr der Makuladegeneration nach Staroperationen kann man vorbeugend entgegenwirken, indem man vor und nach der Staroperation zur Unterstützung der Netzhaut grüne Nahrungsmittel und Nahrungsergänzungen einnimmt, insbesondere solche, die die Carotinoide Lutein und Zeaxanthin enthalten, zum Beispiel Spinat und Grünkohl. Lutein und Zeaxanthin nennt man auch die »innere Sonnenbrille«, welche die empfindliche Netzhaut schützen.

Bei stark fehlsichtigen Menschen, egal ob weit- oder kurzsichtig, stellt sich die Frage, welche neue Korrektur nach einer Staroperation »eingebaut« werden soll. Kompliziert wird es, wenn beide Augen über eine starke Fehlsichtigkeit verfügen und nur ein Auge operiert werden muss. Würde man bei dem zu operierenden Auge eine Linse einsetzen, die jegliche Fehlsichtigkeit korrigiert, ergibt sich zwischen den beiden Augen eine sehr starke Differenz in der Sehleistung, die für das Gehirn eine enorme Belastung darstellt. Aus diesem Grund wird oftmals in schneller Abfolge eine zweite Operation notwendig. In solchen Fällen ist eine psychotherapeutische Begleitung gerade für den Zeitraum zwischen den beiden Operationen angezeigt, um das Gelingen der Operation und den reibungslosen Heilungsprozess des zweiten Auges zu unterstützen.

Bei stark Kurzsichtigen rate ich – im Gegensatz zu den Weitsichtigen – dazu, eine Linse einbauen zu lassen, welche das Auge leicht kurzsichtig belässt.

## Wiederherstellung der Sehkraft bei grauem Star ohne Operation im Rahmen einer Sehtherapie

Insbesondere bei emotional bedingtem, aber auch bei genetisch angelegtem Star kann durch Sehtraining und Therapie eine deutliche Verbesserung erreicht werden. Durch die Bewegung des Auges aktivieren wir den Stoffwechsel, was zu einer besseren Durchblutung und einem erhöhten Sauerstoffgehalt im Auge führt. Veränderte Sichtweisen öffnen neue Lebensperspektiven und bewirken eine deutliche Verminderung der bisher eingetrübten Sichtweise. Da sich die Zellen des Auges alle sieben Tage komplett erneuern, wird den neu zu bildenden Zellen die neue Information relativ schnell weitergegeben. So lassen sich vergleichsweise rasche Erfolge in der Sehtherapie erklären. Ich habe in meiner Praxis immer wieder Fälle erlebt, in denen nach der Sehtherapie keine Kataraktoperation mehr erforderlich war.

Anders als bei altersbedingtem Katarakt lohnt es sich bei einer Linsentrübung, die aufgrund einer emotionalen Erfahrung entstanden ist, eine psychotherapeutische Intervention auszuprobieren:

Eines Tages kam der 61-jährige Helmut in meine Praxis. Helmut war ein engagierter Topmanager und bezeichnete sich selbst als Vielflieger. Er berichtete, dass er und sein Augenarzt eine Trübung seines linken Auges festgestellt hatten. Helmut erzählte, dass er 20 Jahre zuvor sich als Passagier im Landeanflug auf Zürich in den Wolken befand. Er erinnerte sich an einen plötzlichen Impuls, dass eine Kollision mit einem anderen Flugzeug bevorstand. Es kam Gott sei Dank zu keiner Kollision, doch der Schreck saß ihm offenbar immer noch in den Knochen. Im Therapiegespräch wies ich Helmut auf den Zusammenhang zwischen der umwölkten Sicht im Flugzeug und der eingetrübten Sicht beim grauen Star hin. Als Helmut den Zusammenhang erkannte, war spontan seine Sichtweise verbessert. Es war für mich deutlich zu sehen, wie der damalige Schrecken von ihm abfiel. Helmut konnte von einer Minute auf die andere klarer sehen.

Dieser Fall zeigt sehr deutlich, wie das Erkennen der Zusammenhänge und die Bereitschaft, sich dem ursächlichen Ereignis noch einmal zu stellen, zur Lösung von Sehblockaden führen kann. Wir erkennen auch, dass es sich lohnt, bei der Erforschung der Ursache auch weiter zurückliegende Zeiträume einzubeziehen.

# Makuladegeneration

Makuladegeneration ist eine Erkrankung der Stelle des besten Sehens. Die hochsensiblen Sehnervenzellen funktionieren nicht mehr. Oftmals ist eine Makuladegeneration begleitet von Gesichtsfeldausfällen. Diese Krankheit ist dem Durchbrennen der elektrischen Leitungen durch Überlastung oder auch mit einem »Burn-out für die Makulazellen« vergleichbar.

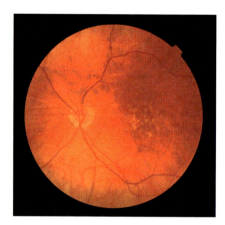

Vorstufe zur Makuladegeneration

Bei der Makuladegeneration sind einige der Makulazellen komplett degeneriert, einige jedoch nur geschwächt. Im Rahmen einer Sehtherapie können die geschwächten Körperzellen durch Farben, Bewegung, Visualisation »reanimiert« werden. In meiner Praxis kam es häufig vor, dass auf diese Weise die Sehleistung binnen weniger Minuten deutlich gesteigert werden konnte. In vielen Fällen kann diese Verbesserung der Sehleistung jedoch nicht dauerhaft gehalten werden. Dies liegt häufig an fehlenden positiven Zukunftsperspektiven, die dazu ermuntern könnten, den Dingen ins Auge zu sehen.

Gelingt es, zusammen mit der betroffenen Person eine ermunternde Vision zu kreieren, sind die Erfolgsaussichten positiv. Gelingt dies nicht, ist es für den Beteiligten wie für die Angehörigen wichtig, dem mit Akzeptanz und Verständnis zu begegnen und damit Frieden zu finden.

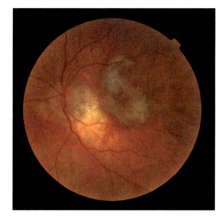

**Makuladegeneration**

Zur Früherkennung einer beginnenden Makuladegeneration wurde der Amsler-Gitter-Test entwickelt.

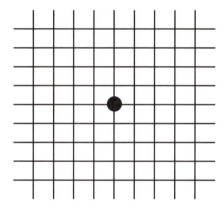

Decken Sie anhand obiger Abbildung jeweils ein Auge ab und fixieren Sie mit dem offenen Auge den dunklen zentralen Punkt. Falls Sie zum Lesen eine Brille brauchen, setzen Sie diese bitte beim Test auf.

Verdacht auf eine Makuladegeneration besteht, wenn Sie

» den dunklen zentralen Punkt nicht erkennen können,
» unterschiedliche Kästchengrößen wahrnehmen,
» unterschiedliche Schwärzegrade sehen,
» die Linien nicht gerade, sondern verzerrt oder verbogen erscheinen.

In diesen Fällen sollten Sie umgehend einen Augenarzt aufsuchen und die Netzhaut untersuchen lassen.

*Praxisbeispiel*

In meine Praxis kam der 78-jährige Dieter. Sein rechtes Auge war von einer Makuladegeneration betroffen. Er war stark weitsichtig und konnte mit dem rechten Auge fast nichts mehr erkennen. Auf der Aufnahme seiner Netzhaut erkannte man, dass die Makula, die Stelle des besten Sehens, von einem körpereigenen Substrat bedeckt war. Die dahinterliegende Makula war nicht zu sehen: Sie bekam kein Licht mehr.

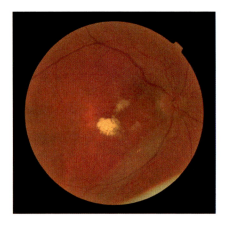

Da sein rechtes Auge betroffen war, vermutete ich eine Vaterthematik. Ich arbeitete mit der Augenklappe (linkes Auge) und ließ sein rechtes Auge »sprechen«.

Dieter sah sich selbst als elfjährigen Jungen im Krieg inmitten von Chaos und Panik. Niemand nahm ihn wahr. Er stand ganz allein da und fühlte sich von allem abgespalten und verlassen. Kurz darauf kam die Nachricht vom Tod seines Vaters. Er musste jetzt als Elfjähriger die Verantwortung als männliches ältestes Familienmitglied übernehmen. Seine Kindheit war damit beendet. Nach über 60 Jahren gelang ihm in der Sitzung der Zugang zu seinen damals abgespaltenen Gefühlen. Wir kehrten zurück an den Ort des Geschehens. Er gestattete einem Engel, dass er sich von ihm hinaustragen ließ aus dem Chaos: Vertrauen auf Hilfe, Vertrauen auf eine höhere Macht.

Den damals verloren gegangenen Seelenanteil haben wir zurückgeholt und wieder integriert. Dieter hatte 60 Jahre lang nicht mehr geweint. Jetzt lösten sich die so lange zurückgehaltenen Gefühle. Er war endlich angekommen bei sich, bei seinen Gefühlen. Was hatte er nicht alles versucht, verstandesmäßig sein Leben zu gestalten – analytisch und streng zu sich selbst. Dadurch war das Substrat vor die Stelle des besten Sehens gewandert. Der Körper hatte ihn geschützt vor zu viel Grübeln. Da ihm die Nutzung des verstandesmäßigen, des mentalen Sehens mit dem rechten Auge nicht mehr möglich war, musste er fast zwangsläufig auf die emotionale Sichtweise gehen, wollte er das rechte Auge noch benutzen. Fühlen war aber gefährlich, ja lebensbedrohend, denn dann kamen die Emotionen der damaligen Situation im Krieg wieder hoch. Erst als sein Druck so hoch und seine Angst vor Erblindung so groß geworden waren, kam er zur Therapie. Im Verlauf der nächsten Sitzungen löste sich das Substrat mehr und mehr auf und gab die Stelle des besten Sehens frei.

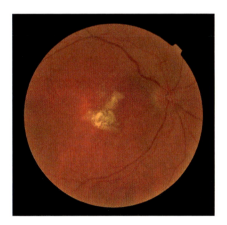

Wir machten eine Lichtsitzung, wobei dem Auge verschiedene, den Chakren zugeordnete Farben angeboten werden. Die Stelle des besten Sehens, die Makula, ist für das Farbensehen zuständig. Dieter konnte alle Farben kurzfristig sehen, was ihn mit großer Freude erfüllte. Aber die Degeneration der Zellen war schon so weit fortgeschritten, dass nur noch wenige Zellen dazu in der Lage waren, das Licht in elektrische Impulse zu verwandeln.

Bei der nächsten Sitzung erzählte mir Dieter, dass er Frieden mit seinem Vater geschlossen hatte. Das Aufleuchten der Farben in der letzten Sitzung war für ihn wie eine Kommunikation mit seinem Vater gewesen. Er war jetzt völlig in Einklang mit sich und konnte sein Leben noch in seinem Alter neu gestalten.

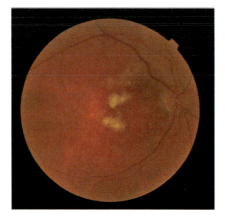

# Das Grundgerüst meiner systemisch integrativen Sehtherapie

Um eine möglichst effiziente Therapie zu gewährleisten, ist eine ganzheitliche Anamnese von zwei Stunden üblich und absolut erforderlich. Hierbei findet die »Büchlersche-Augenprüfung« statt. Hierbei gehe ich (optional) wie folgt vor:

Zuerst nehme ich die Daten des Klienten auf und frage ihn nach seinem Anliegen. Ich messe die vorhandene Brillenstärke und die Sehleistung ohne und mit der mitgebrachten Brille. Danach ermittle ich das Führungsauge. Mit einem optischen Gerät, einem Refraktokeratographen, vermesse ich die Oberfläche der Hornhaut. Das Ergebnis wird dann in eine farbige Grafik übertragen. Gleichzeitig wird dabei die objektive Fehlsichtigkeit des Auges ermittelt. Ich vergleiche die gemessene objektive Fehlsichtigkeit mit den Werten der Brille. Dann wird der Augendruck gemessen und die Iris sowie die Netzhaut fotografiert und der Pupillendurchmesser ermittelt. Ich vergleiche den Astigmatismus der Hornhaut mit dem Astigmatismuswert auf der Netzhaut. Mithilfe von Prismen teste ich die mentale und die emotionale Belastbarkeit. Danach werden die Bewegungsmuster der Augen mithilfe eines Kugelschreibers beobachtet. Anschließend findet ein beidäugiger (binokularer) Sehtest unter Berücksichtigung der elterlichen Verhaltensweisen statt.

Wir schauen uns gemeinsam die Messwerte und Bilder an. Diese geben bereits Hinweise auf die familiären Prägungen. Anschließend beginnt die Analyse der Familiengeschichte. Je nachdem, an welcher Stelle der Augenprüfung eine Blockade auftaucht, leite ich eine therapeutische Intervention ein. Die folgende Therapie entspannt den Klienten und lässt aus der Entspannung bei ihm etwas entstehen. Meine Methode geht an der Stelle weiter und greift aktiv ein. Das heißt, ich arbeite mit Spannung *und* Entspannung. Viele Therapiemethoden arbeiten ausschließlich mit der Entspannung. Andere erzeugen Druck beim Klienten. Es ist wichtig, ihm sein Sosein zu lassen und ihm die Chance zu geben, sein

Sosein zu akzeptieren. Der Erfolg meiner Sehtherapie liegt im gezielten Wechselspiel von Anspannung und Entspannung, dem Atemtyp angepasst.

Zu den therapeutischen Interventionen im Rahmen meiner systemisch integrativen Sehtherapie gehören u.a.:

» Arbeit mit dem Einzelauge: Therapeutisches Gespräch mit dem Vater- oder Mutterauge
» Aufspüren und Lösen von Blockierungen durch den Muskel-Bewegungstest
» Training des peripheren Sehens
» Fusionsübungen
» weitere Sehübungen
» Verschreiben einer (Therapie-)Brille (siehe nächstes Kapitel)

Unsere Verhaltensmuster sind in unseren Zellen abgespeichert. Haben wir die einschränkenden Muster verändert, gilt es, diesen Schritt auf der Körperebene ebenfalls nachzuvollziehen. Und umgekehrt: Haben wir auf der Körperebene etwas abgelöst, gilt es, auf der Seelenebene Heilung zu vollziehen. Dies nicht zu tun, verlängert den Genesungsprozess und kann unter Umständen zu Rückfällen führen. Deshalb gehen in meiner Praxis Sehtraining, Körpertherapie und Psychotherapie Hand in Hand.

Therapie ist für mich immer integrativ, systemisch und ganzheitlich. Ich arbeite aus diesem Grund mit einem großen Netzwerk von Therapeuten, wie zum Beispiel mit Internisten, Orthopäden, Craniosacral-Therapeuten, Feldenkrais- und Familientherapeuten zusammen.

# Die richtige Brille oder Kontaktlinse

### Brille oder Kontaktlinse?

Man kann generell nicht sagen, ob eine Brille oder eine Kontaktlinse das richtige Korrekturmittel ist. Eine Brille stellt für viele Menschen auch einen Schutz vor direkten äußeren Einflüssen dar, wie eine Fensterscheibe. Sie lässt sich leichter abnehmen, ermöglicht Impulse außerhalb des Brillenglases, die das periphere Sehen noch berühren. Bei einer Kontaktlinse ist dies nicht mehr möglich. In manchen Fällen ist aber der direkte Kontakt des Korrekturglases auf dem Auge aus optischen Gründen sinnvoll, zum Beispiel bei starker Fehlsichtigkeit, starken Unterschieden in der Sehstärke zwischen dem rechten und dem linken Auge und der Korrektur von Hornhauterkrankungen und -anomalien. Oder schlichtweg, weil man sich mit Kontaktlinsen freier und wohler fühlt.

### Zu starke Brille bei Kurzsichtigkeit

Aus Erfahrung weiß ich, dass Überkorrekturen der Augen Stress verursachen. Mir ist aufgefallen, dass gerade Kurzsichtige häufig zu starke Brillen tragen. Bei der Augenprüfung neigt der Kurzsichtige dazu, sich besonders anzustrengen, alles richtig zu machen. Auch der Augenarzt oder Optiker will natürlich das Beste für seinen Klienten, und so bedingen sich diese beiden Strukturen gegenseitig. So kommt eine immer stärkere Brille bei Kurzsichtigen zustande.

Kurzsichtige haben ein starkes Bedürfnis nach noch mehr Klarheit und Schärfe des Verstandes. Sie haben die Hoffnung, durch eine noch stärkere Brille besser zu sehen und besser zu verstehen. Eine stärkere Brille führt objektiv nicht zu einer besseren Sehleistung, wohl aber subjektiv. Das Gesehene wird kontrastreicher und kleiner und wird daher vom Klienten oftmals als bessere Sehleistung empfunden. In Wahrheit handelt es sich hierbei jedoch lediglich um eine Verstärkung des Kontrastes, der mit einer stärkeren Anspannung der inneren Augenmuskeln einhergeht.

Dies führt beim Kurzsichtigen zu einem permanenten Spannungszustand, da die Augenlinse die Überstärke ständig durch Kontraktion der Augenlinse ausgleichen muss. Genau dies ist vom Klienten gewünscht und entspricht seiner latenten Neigung, ohne dass er weiß, was er sich damit antut. Latenter Stress fördert nämlich die Zunahme der Kurzsichtigkeit gerade bei Kindern und Jugendlichen.

Zudem kann es sein, dass eine Überkorrektur andere Körperteile beeinträchtigt. Unser Körper stellt ein in sich geschlossenes System dar. Verändern wir einen Teil, hat dies Auswirkungen auf andere Teile des Systems. Es kommt zu einer Wechselwirkung. Der Stress im Auge überträgt sich je nach Typ und Disposition auf ganz unterschiedliche Körperteile. Konkret betroffen ist immer die schwächste Stelle im System.

### *Ein Fall aus der Praxis*

Die neunjährige Andrea wurde von ihren Eltern in meine Praxis gebracht. Andrea hatte vor einiger Zeit eine neue Brille verschrieben bekommen. Seit sie diese Brille trug, zog sie sich mehr und mehr aus den familiären wie auch schulischen Aktivitäten zurück. Andrea bekundete jedoch, dass sie mit der neuen Brille gut sähe und eigentlich gut klarkäme. Die Überprüfung ergab, dass sie mit dieser Brille eine Sehleistung von 120 % (Visus 1,2) erreichte. Die Brille hatte eine Sehstärke von – 4,5 Dioptrien.

Die Analyse des Cornea-Bildes vom linken Auge zeigte mir, dass sich ein Lendenwirbel verschoben hatte. Andrea hatte bereits eine Schutz- und Schonhaltung entwickelt. Daraufhin verwies ich Andrea an einen Craniosacral-Therapeuten, der durch osteopathische Behandlung die Fehlstellung der Wirbelsäule auflösen konnte.

Nach der Craniosacral-Behandlung brauchte Andrea nur noch eine Brillenstärke von – 3,5 Dioptrien. Damit erreichte sie eine Sehleistung von 100 %. Mir erscheint es bei Kindern besonders wichtig, die Augen nicht voll auszukorrigieren, da wir ihnen sonst die Fähigkeit zum Träumen (peripheres Sehen) nehmen.

Einige Zeit später kam Andrea mit ihren Eltern wieder in meine Praxis. Das Cornea-Bild war nun unauffällig. Andrea wirkte gelöst, locker und fröhlich. Andreas Eltern waren überglücklich und bekundeten, dass sie nun ihre »alte« Andrea wieder hätten.

Es ergibt sich die grundsätzliche Frage, ob ein Mensch immer die maximale

Sehleistung von zum Beispiel 100 oder 120 % braucht. Die Vollkorrektur* fördert beim Kurzsichtigen das fokussierte Sehen. Eine Überkorrektur führt zur permanenten mentalen Höchstleistung. Sie verringert jedoch den Spielraum zum Träumen und Entspannen, der insbesondere für Kinder und Jugendliche wichtig ist. Eine Vollkorrektur beim Weitsichtigen führt dazu, dass er zu sehr entspannt. Er muss trainieren, seinen Fokus besser halten zu können. Hier ist eine Unterkorrektur wesentlich hilfreicher.

# Die Therapiebrille

Eine Therapiebrille ist eine therapeutische Maßnahme. Im Gegensatz zu einer normalen Korrekturbrille wird bei einer Therapiebrille ganz bewusst eine vom Standard abweichende Über- oder Unterkorrektur eingesetzt, um im Klienten ganz gezielt seelische Prozesse anzuregen.

Als Augenoptikerin habe ich die Möglichkeit, Augenprüfungen durchzuführen und über die Veränderung der Brillenglasstärke die Sehtherapie einzuleiten und zu unterstützen. Anhand der ermittelten Daten erhalte ich Informationen darüber, ob eine Veränderung der Brille notwendig ist, um Bewegung in die vorhandenen Muster zu bringen und den therapeutischen Prozess einzuleiten.

Grundsätzlich gilt:

» Der Kurzsichtige wird durch eine gezielt unterkorrigierte Brille in eine Entspannung gebracht.
» Der Weitsichtige wird je nach Alter und Befindlichkeit eher unterkorrigiert, um ihn anzuregen.
» Beim Astigmatismus wird gezielt die Linse aus ihrer Spannung gelöst, indem, soweit möglich, nur der Hornhautastigmatismus als Korrektur eingesetzt wird. Hier braucht es sehr viel Fingerspitzengefühl, vergleichbar mit der Arbeit eines Wirbelsäulentherapeuten.
» Wenn im Gehirn kein gemeinsamer Seheindruck zustande kommt, sind prismatische Gläser häufig der erste Schritt, um einen einheitlichen Seheindruck bei Störungen im beidäugigen Sehen zu erzeugen. Mit gezielten Sehübungen

---

* Die Vollkorrektur entspricht einer maximalen Sehleistung im spannungslosen Zustand.

und therapeutischen Maßnahmen rege ich das Gehirn an, das ganzheitliche Bild auch ohne prismatische Korrektur aufrechtzuerhalten. Im Laufe der Sehtherapie kann die prismatische Korrektur, begleitet von einer Therapiebrille, häufig ganz oder teilweise zurückgenommen werden.

Die Therapiebrille ist vergleichbar mit einer Leiter, die wir dem Klienten reichen, um ihm aus seinem alten Muster herauszuhelfen und in ein befreiteres Sehen zu führen. Da wir alle mit dem Impuls, scharf sehen zu wollen, ausgestattet sind, ist es häufig so, dass der Klient – begleitet durch die Sehtherapie – die Therapiebrille als Sprungbrett nutzen kann, um in ein neues, vitales, entspanntes Sehen zu gelangen. Beim Tragen der Therapiebrille kommt es häufig vor, dass alte Familienthemen oder emotional gespeicherte Erfahrungen hochkommen, die zum Beispiel durch systemische Intervention (Vaterauge, Mutterauge etc.) gelöst werden können. So bereitet die Therapiebrille therapeutische Prozesse vor und begleitet den Klienten auf seinem Therapiefortschritt.

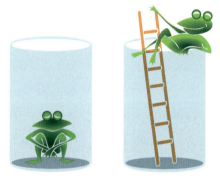

### Die Therapiebrille bei Kurzsichtigen

Den kurzsichtigen Klienten unterstütze ich durch eine unterkorrigierte Brille dabei, leichteren Zugang zu seinem Fühlen zu bekommen. Die Differenz zwischen dem mentalen (fokussierten) und emotionalen (peripheren) Sehen wird mit ihr verringert. Die Therapiebrille nenne ich auch »Fühlbrille«.

Bei schwach Kurzsichtigen reicht es statt der Therapiebrille oft aus, wenn der kurzsichtige Klient seine Brille in vertrauter Umgebung abnimmt. Klienten mit höheren Brillenstärken, zum Beispiel – 5,0 Dioptrien, leiden beim Sehen ohne Hilfsmittel verständlicherweise unter Unsicherheitsgefühlen. Es ist nicht sinnvoll, ihnen von heute auf morgen die Brille abzunehmen. Vielmehr empfehle ich zwei oder drei Brillen mit verschiedenen Stärken, wenn es dem Klienten aufgrund der hohen Kurzsichtigkeit nicht möglich ist, ohne Korrektur den Alltag zu bewältigen: eine »schwache« Brille für private Zwecke und eine »starke« Brille für berufliche Situationen oder Autofahrten. Für private Zwecke ist auch eine Rasterbrille mit Löchern innerhalb schwarzer Plastikscheiben hilfreich, die den Kurzsichtigen beim Entspannen unterstützt.

*Praxisbeispiel*

In meine Praxis kam der 55-jährige, stark kurzsichtige Sebastian. Er arbeitete als Informatiker für ein EDV-Unternehmen und trug harte Kontaktlinsen mit einer Stärke von rechts – 9,0 und links – 7,5 Dioptrien. Sein Augendruck lag bei 20 Millimetern HG gerade noch unter dem kritischen Bereich, der bei 21 Millimetern HG beginnt. Er fühlte sich in seinem Beruf und in seinem Privatleben überfordert und bemerkte, dass er kurz vor dem Burn-out stand. Seine Körperbewegungen waren angespannt und eckig. Auch seine Stimme wirkte angespannt. Wie es für extrem Kurzsichtige typisch ist, war er sehr stark mental ausgerichtet und hatte ein ausgeprägtes Kontrollmuster entwickelt. Er war jedoch bereit, sich mit seinen Kontrollmustern zu konfrontieren und seinem Leben eine neue Richtung zu geben.

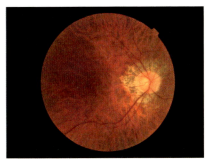
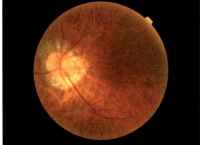

**Stark überdehnte Netzhaut**

Als erste Intervention gab ich ihm eine überstarke Lesebrille von + 2,5 über seine Kontaktlinsen. Ich forderte ihn auf, diese Brille nicht nur am PC zu benutzen, sondern möglichst ganztägig im Büro zu tragen. Durch die leichte Unschärfe in der Ferne regte ich sein peripheres Sehen und seine emotionale

Wahrnehmung an. Dadurch wurde zugleich die Augenlinse entspannt. Das Auge und damit der ganze Mensch entstressten sich. Zugleich zeigte ich ihm Augenübungen, welche die Beweglichkeit des Auges und einen besseren Stoffwechsel anregten.

Nachdem Sebastian vier Wochen lang die Augenübungen gemacht und die Therapiebrille getragen hatte, kam er wieder in meine Praxis. Die Überprüfung ergab, dass seine Kurzsichtigkeit auf – 7,0 Dioptrien für beide Augen zurückgegangen war. Durch das Tragen der Therapiebrille, die Augenübungen und sein Sich-Einlassen hatte sich offenbar ein Teil seines erstarrten Vaterthemas gelöst.

Ich verschrieb Sebastian neue, harte Kontaktlinsen, die bewusst leicht unterkorrigiert waren, sodass er nur eine Sehleistung von 80 % erreichte. Weitere vier Wochen später kam er zu einem dritten Termin in meine Praxis. Nun erreichte er mit den gleichen Kontaktlinsen eine Sehleistung von 100 %.

Besonders erfreulich war die spürbare Wesensveränderung, die Sebastian in diesen acht Wochen durchlaufen hatte. Sebastian strahlte eine stärkere Ausgewogenheit zwischen Verstand und Gefühl aus, in einer gewissen Weise gingen sogar Ruhe und Gelassenheit von ihm aus. Sebastian berichtete, dass sich seine Paarbeziehung deutlich verbessert hatte und er sich mittlerweile so gut regeneriert hatte, dass der drohende Burn-out abgewendet werden konnte.

### Die Therapiebrille bei Weitsichtigen

Die Vollkorrektur bei einem Weitsichtigen wird von vielen Optikern automatisch so durchgeführt, dass er möglichst nicht mehr akkommodieren (ausgleichen) muss. Dies führt jedoch in vielen Fällen dazu, dass der Weitsichtige nicht in seine ganze Kraft kommt, weil die Vollkorrektur seine inneren Augenmuskeln und damit den ganzen Menschen zu sehr entspannt. Das heißt, ihm wird die Spannung aus seinen Augen und damit auch ein Stück aus seinem Leben genommen.

Es gehört zur Struktur des Weitsichtigen (ohne Korrektur), im Spannungszustand Klarheit zu behalten. Mit einer Vollkorrektur kommt er jedoch nicht mehr in seine natürliche Spannung, die er zum Leben braucht. Dadurch geht für ihn der Reiz des Lebens verloren und er verliert sich möglicherweise in Visionen und Tagträumen. Dies gilt für Kinder wie auch für Erwachsene. Leben heißt, in einem Energiefeld von Spannungen und Reizen sich mit seinem eigenen Spannungspotenzial einzubringen und zu lernen, mit seinem Energiepotenzial gut umzugehen. Daher ist es oftmals sinnvoll, einen Weitsichtigen nicht voll auszukorrigieren, sondern ihm seiner Natur entsprechend ein gewisses Spannungsfeld zu erhalten.

Andererseits gibt es Lebenssituationen, in denen ein Weitsichtiger eine volle Korrektur braucht. Manchmal ist zum Beispiel die Spannung im Außen so stark, dass der Klient in Gefahr ist, seine innere Mitte zu verlieren. Dies ist oft der Fall beim Verlust eines geliebten Menschen, einem drastischen Wechsel der Lebensumstände oder bei einem Schicksalsschlag. Hier kann eine Vollkorrektur notwendig werden. Die Vollkorrektur wirkt in solchen Fällen wie ein beruhigendes Medikament, das für einen bestimmten Zeitraum gegeben wird. Ziel der Vollkorrektur ist es hier, den Klienten in seiner schwierigen Lebenssituation zu entspannen. Hat sich sein Leben wieder normalisiert, ist es wichtig, seine Brille wieder zu reduzieren, damit er wieder in seinem gewohnten Spannungszustand agieren kann.

### Die Therapiebrille beim Astigmatismus

Als ich noch mein Optikgeschäft hatte, kam der 45-jährige Patrick zu mir, Dozent einer Fachhochschule. Seine Ehefrau hatte ihn mir schon als zwanghaft, kontrollsüchtig, einengend und menschlich unerträglich angekündigt. Patrick wirkte überkorrekt und extrem strukturiert. Er klagte, dass er sowohl mit wie auch ohne Brille starken Stress erlebte. Wenn er seine Brille abnahm, war seine Sehleistung so schlecht, dass er sich unwohl fühlte und das Sehen für ihn so nicht akzeptabel war. Ihm war nicht bewusst, dass sich dieser Stress bereits zu seinem Normalzustand entwickelt hatte.

Patrick hatte eine Kurzsichtigkeit von – 1,5 Dioptrien und einen Astigmatismus von – 2,5 Dioptrien in seiner Brille. Die Sehprüfung ergab, dass Patrick mit dieser Brille eine Sehleistung von mehr als 100 % erreichte. Bei der Messung der Hornhautwerte stellte sich heraus, dass der Astigmatismus nur bei – 1,5 Dioptrien lag. Offenbar hatte Patrick durch den Stress seinen Astigmatismus selbst auf – 2,5 Dioptrien erhöht. Ich setzte Patrick eine Messbrille mit genau den Werten auf, die sich aus der Hornhautmessung ergeben hatten, und es ergab sich ein Gespräch, in dem Patrick aus seinem Leben erzählte.

Patrick berichtete, dass er sich von vielen Seiten her angegriffen und unverstanden fühlte. Zugleich war er gefangen in der Idee, es allen Menschen recht machen zu wollen. Soweit es mir möglich war, entwickelte ich in diesem Gespräch Verständnis und Mitgefühl für Patricks Dilemma, sodass er ein gewisses Grundvertrauen entwickeln konnte.

Seine Sehleistung mit der Messbrille lag bei 80 %. Ich fertigte für Patrick eine Brille mit genau diesen Werten an. Patrick kam drei Wochen später in mein Geschäft, um die Brille abzuholen. Zu unser beider Überraschung hatte sich die Sehleistung mit der neuen Brille schon auf 100 % erhöht. Patrick wirkte gelöst, entspannte sich und brach in Tränen aus. Ich hatte den Eindruck, dass ein schwerer Zwang von ihm gefallen sei. Auf mich wirkte er wie ein Schmetterling, der sich gerade aus seinem Kokon befreit hatte.

Nach weiteren drei Monaten kam Patrick erneut in die Praxis. Die Augenprüfung ergab nun, dass die Brille noch einmal reduziert werden konnte. Patrick berichtete, wie sich sein Leben verändert hatte: Mittlerweile hatte er neue soziale Kontakte geknüpft, die Beziehung mit seiner Frau und seinen Kindern hatte sich deutlich verbessert, und er fühlte sich viel besser angenommen und verstanden von seiner Familie, als das noch bei seinem ersten Besuch der Fall war.

Patrick ist ein typisches Beispiel dafür, wie eine scheinbar unterkorrigierte Brille eine Brücke sein kann. Die starke Anspannung, die sowohl mit wie auch ohne Brille vorhanden war, konnte mittels der Therapiebrille abgebaut werden. Sicherlich war auch die seelische Öffnung im ersten Gespräch ein wichtiger Aspekt für Patricks Entspannungsprozess.

Der Fall Patrick zeigt, dass ein Astigmatismus bei der Sehtherapie, beim Sehtraining und bei der Brillenverordnung berücksichtigt werden muss. Ansonsten besteht die Gefahr, dass der Klient nicht nur in seinem alten Muster gefangen bleibt, sondern dieses sich auch noch verstärkt. Wenn die Brille den Astigmatismus nicht berücksichtigt, führt dies unter Umständen zu einem zusätzlichen Linsenstress, welcher die Neigung zur Kurzsichtigkeit und den Astigmatismus erhöhen kann.

Zudem lernen wir von Patrick, dass das oftmals gepriesene Patentrezept »Nimm die Brille ab und sei glücklich« manchmal auch das Gegenteil des Erwünschten bewirken kann. Es kommt also auf den Einzelfall an und bedarf sehr viel Feingefühl, um die optimale Intervention für den Klienten herauszufinden.

### Die Therapiebrille bei psychogener Blindheit

Bei der psychogenen Blindheit sind das Auge und der gesamte Organismus medizinisch in Ordnung. Der Betroffene sieht jedoch trotzdem nichts. Hier ist der psychische Zusammenhang besonders deutlich und eine Therapiebrille kann oftmals gute Dienste leisten.

*Praxisbeispiel*

Eines Tages rief in meiner Praxis ein befreundeter Psychotherapeut an und erzählte mir von einer Patientin, der 14-jährigen Elke, die eigentlich gute Augen hatte, die aber plötzlich auf ihrem rechten Auge nichts mehr sehen konnte.

Klinische Untersuchungen ergaben keinen organischen Befund für diese Blindheit. Alle therapeutischen Versuche, die Sehleistung auf dem rechten Auge wiederherzustellen, waren fehlgeschlagen. Der Therapeut bat mich, mir Elke einmal anzusehen.

Meine Anamnese ergab: Elke war ein Vaterkind. Ihr Vater war gerade von zu Hause ausgezogen. Sie erlebte die dramatischen Auseinandersetzungen ihrer Eltern anlässlich der Scheidung als Trauma. Sie war mit ihrer Mutter und den Geschwistern alleine in dem ehemals gemeinsam bewohnten Haus zurückgeblieben. Elke hatte den Eindruck, dass ihre Mutter durch die Scheidung überfordert war, und fühlte sich deshalb für das Befinden ihrer Mutter verantwortlich.

Bei näherem Befragen erzählte Elke, wie es zu dieser Blindheit gekommen war: Vor etwa einem Jahr, als zu Hause die Scheidungsangelegenheiten weiterliefen, war Elke bei einem Schulausflug beim Skifahren gestürzt und hatte sich eine leichte Platzwunde am Kopf zugezogen. Als sie das rote Blut auf dem weißen Schnee sah und das Entsetzen ihrer Schulfreundinnen mitbekam, erstarrte sie vor Schreck. Ab diesem Zeitpunkt konnte sie mit ihrem rechten Auge plötzlich nichts mehr sehen.

Dies bedeutet: Auslöser für die psychogene Blindheit war der Unfall. Ursache war jedoch der Stress im Zusammenhang mit der Trennung ihrer Eltern. Dieser Stress war jedoch verdrängt. Um den therapeutischen Prozess in Gang zu setzen, griff ich zu einem Trick.

Ich verschlechterte die Sehleistung des linken, sehenden Auges, indem ich während der Therapiesitzung einige Minuten lang eine Kontaktlinse von + 3,0 Dioptrien auf das linke Auge setzte. Ich »vernebelte« somit den Seheindruck des linken Auges. Dann begann ich das Therapiegespräch, bei dem ich Elke die traumatischen Erlebnisse bewusst machte, die sie bisher verdrängt hatte. Dann nahm ich die Kontaktlinse wieder aus dem Auge und entließ das Mädchen.

Eine Woche später rief mich Elkes Mutter aufgeregt an. Elke hatte in den Nächten nach der Therapiesitzung sehr schlecht geschlafen. Doch nun konnte sie auf einmal wieder so gut sehen wie zuvor. Offenbar hatte ein therapeutischer Prozess begonnen.

Psychologisch gesehen hatte Elke mit der Scheidung ihren Vater und den Zugang zu seiner Welt verloren, was sich zwischenzeitlich in ihrer plötzlichen Blindheit niederschlug.

Der Erfolg dieser kombinierten Therapie bestand darin, durch die kurzzeitige, absichtliche Verschlechterung der Sehleistung ihres linken Auges (Mutterauge) einen künstlichen Stress zu erzeugen, der Elke dazu anregte, sich an die Sehleistung des rechten Auges (Vaterauge) zu erinnern. Bedingt durch den benebelten Seheindruck des linken Auges war in Elke unbewusst der Impuls gesetzt worden, sich auf ihren Vater und auf seine Qualitäten und damit wieder auf die volle Funktionsfähigkeit ihres rechten Auges zu besinnen. So konnte im Rahmen der Sehtherapie wieder die volle Sehleistung erreicht werden.

Systemisch wissen wir, dass es immer ein Ungleichgewicht nach sich zieht, wenn ein Kind sich als »die Große« und die eigene Mutter als »die Kleine« erlebt. Im Grunde genommen hatte Elke anlässlich der Scheidung unbewusst den Platz des Vaters eingenommen. Wenn jemand – sinnbildlich gesprochen – sich als »Lotse auf einem fremden Boot« erlebt, ist niemand da, der für das eigene Boot sorgen kann. Infolge der Sehtherapie mit Therapiebrille kam alles wieder ins Lot.

# Bodybuilding für das Augen-Team

Was uns drückt, sucht sich zumeist die schwächste Stelle des Körpers, um herauszukommen, um uns zu zeigen, dass etwas in uns nicht stimmt. Der Körper bittet uns quasi um Hilfe. Der innere Druck sucht sich damit seinen Weg nach draußen – einen Ausweg. Bei einigen Menschen ist das »Erfolgsorgan«, an der die Reaktion erfolgt, das Auge. Die Folge kann eine Fehlsichtigkeit, eine Augenerkrankung sein.

Jeder Schmerz, jede Schwäche, jede Krankheit ist der Schrei der betroffenen Stelle nach Bewusstheit. Sie zeigen, dass an unseren unbewusst erfolgenden Gedanken, Einstellungen, Taten etwas verbessert werden möchte. Unbewusst erfolgte Handlungen erwachsen aus dem Speicher von vergangenen Erfahrungen, Gedanken, Taten. Erfolgt unser Handeln angesichts einer Belastung weiter unbewusst, bedeutet dies für die betroffene Stelle oftmals weitere Degeneration. Viele Menschen leiden auf diese Weise still oder laut und haben sich mit ihrer Opferrolle abgefunden. Sie »beschweren« sich, statt nach einer therapeutischen Lösung zu suchen. Leben ist Wachstum, ist dauernde Veränderung, Verbesserung, Arbeit an sich selbst. Wer sich dem verweigert, hat sich selbst aus dem Evolutionsprozess in gewisser Weise ausgeschlossen. Das Leben kennt jedoch keinen Gleichstand, es kennt nur Wachstum oder Degeneration.

Der andere Weg ist die Bereitschaft und Offenheit, sein Leben zu verbessern. Hier leiste ich gerne Hilfestellung. Wenn Sehtraining und Bewusstmachung Hand in Hand gehen, kann eine deutliche Verbesserung der Sehfähigkeit und ein befreiendes Lebensgefühl daraus erwachsen.

Wenn Sie mit dem Sehtraining beginnen, brauchen Sie gerade am Anfang eine besonders starke innere Disziplin. Die Chinesen sagen: »Der Mensch könnte alles erreichen, hätte er die Beharrlichkeit!« Untersuchungen zeigen, dass es etwa 21 Tage braucht, bis ein neues Programm von unserem Unterbewusstsein angenommen wird.

Hierzu gibt es einen interessanten Versuch mit amerikanischen Astronauten. Man bat die Mitglieder einer Forschungsgruppe, Tag und Nacht Brillen zu tragen, welche die Bilder der Außenwelt auf den Kopf gestellt abbildeten. Die Astronauten trugen die Brille ca. vier Wochen lang, 24 Stunden am Tag. Nach ca. 21 Tagen hatten sie sich an die veränderten Umstände gewöhnt und sahen ihre Umwelt wieder richtig herum. Später wurde eine weitere Gruppe getestet. Diese durfte ihre Brille nach 19 Tagen für eine Nacht ablegen. Am nächsten Morgen mussten sich die Probanden erneut an die umgekehrte Optik gewöhnen. Es kostete diese Astronauten zusätzliche 21 Tage, um sich wieder auf die veränderte Sicht einzustellen.

Alle Dinge sind schwer, ehe sie leicht werden. Wenn Sie am Anfang mit dem Sehtraining beginnen, kann es sein, dass nach einer gewissen Zeit innere Widerstände auftauchen, mit den Übungen weiterzumachen. Wenn es Ihnen jedoch gelingt, diese Plateauphase durchzuhalten, werden Ihnen die Sehübungen eines Tages so selbstverständlich vorkommen wie das Zähneputzen, und sie werden in den Alltag integriert. Ein gutes Beispiel dafür ist der Mensch, der sich eines Tages entschied, morgens zu joggen, und dies eine Zeit lang durchhielt. Anfangs war er noch müde, hatte Seitenstechen etc., doch nach einigen Wochen weckte ihn sein Unterbewusstsein automatisch, und alle Energie für seinen Morgenlauf stand ihm zur Verfügung.

# Ich will – ich kann – ich werde

Es gibt passive und aktive Therapieformen. Bei der passiven Therapie tut der Therapeut etwas für den Klienten, beispielsweise gibt er ihm homöopathische Mittel, hört ihm zu oder behandelt ihn. Bei der aktiven Therapie muss bzw. darf der Klient selbst etwas tun.

In meiner Sehtherapie suche ich ein Gleichgewicht zu schaffen zwischen passiver und aktiver Therapie. Ich bemühe mich insbesondere, meinen Klienten den Weg zum therapeutischen Erfolg zu ebnen, und erlebe oftmals Spontanverbesserungen in meiner Praxis. Doch mir ist bewusst, dass die Erfolge in meiner Praxis sich nur dann dauerhaft bei meinen Klienten auswirken, wenn sie den Willen zur Gesundung und Weiterentwicklung aufbringen und auch konkrete Handlungen, wie zum Beispiel die Sehübungen, durchführen.

Drei Schritte sind es, welche zum Therapieerfolg – ebenso wie zu jedem anderen Erfolg – führen: Wille – Können – Tun.

## Die Befreiung des Willens

Wenn ich mit einem Klienten arbeite, unterscheide ich zwischen Willen und Können. Oftmals sagt ein Klient: »Ich kann nicht« und meint in Wirklichkeit: »Ich will nicht«. Manchmal ist es auch umgekehrt.

Wir Menschen können tun, was wir wollen. Aber nur wenige können wollen, was sie wollen. Ein sehr schönes Sinnbild für dieses Dilemma liefert uns Rousseau mit den folgenden Worten: »Der Mensch ist frei, doch überall liegt er in Ketten!«

Die Sehtherapie soll dem Klienten nicht seine Verantwortung abnehmen. Ich möchte vielmehr darin Hilfestellung leisten, den Willen des Klienten aus seiner Gefangenschaft zu befreien – erst dann liegt wirklich »freier Wille« vor.

## Von-weg-Motivation vs. Hin-zu-Motivation

Willenskraft zur Veränderung entsteht durch Motivation (lat. movere = bewegen). Motivation beinhaltet ein Motiv. Motiv kann sein eine unangenehme Situation, von der ich weg will (»Von-weg-Motivation«) oder eine freudvolle Situation, zu der ich hin möchte (»Hin-zu-Motivation«).

In der Anamnese versuche ich herauszufinden, welche der beiden Motivationskräfte stärker ist. Wenn ein Klient mit einem starken Leidensdruck zu mir kommt, ist dieses Leiden zwar unangenehm. Positiv an dem Leiden ist jedoch, dass es eine starke Von-weg-Motivation erzeugt. Allein die Hoffnung, zum Beispiel eine drohende Augenoperation vermeiden oder verzögern zu können, kann sehr motivierend sein. Hat der Klient eine starke Sehnsucht, frei zu sein und besser sehen zu können, liegt eine Hin-zu-Motivation vor. Der Klient gewinnt die Willenskraft für die notwendige Disziplin, indem er sich vorstellt, wie schön es ist, als Folge einer konsequent durchgeführten Sehtherapie frei zu sein und wieder gut sehen zu können.

## Sehtherapie: ja oder nein? Es ist Ihre Wahl!

Wie könnte Ihr eigener Entscheidungsprozess aussehen? Stellen Sie sich vor, Sie stehen an einer Wegkreuzung. An der Kreuzung steht ein Wegweiser mit zwei Pfeilen. Auf dem einen Pfeil steht: »Ohne Sehtherapie weitermachen«. Stellen Sie sich vor, wie Ihr Leben weiter verläuft, wenn Sie keine Sehtherapie machen und Ihr Leben nicht verändern. Erleben Sie, wie sich Ihre Sehleistung und Lebensqualität von Jahr zu Jahr verschlechtern, und seien Sie bereit, die daraus erwachsenden unangenehmen Gefühle voll zu spüren.

Dann stellen Sie sich vor, Sie entscheiden sich für den anderen Weg: »Ich mache konsequent meine Sehtherapie«. Stellen Sie sich vor, wie Ihre Sehleistung und Ihre Lebensfreude von Tag zu Tag zunehmen und wie Sie erst in kleinen Schritten, später in immer größerem Maße von Ihren Übungen und Ihrer neuen Einstellung profitieren.

Spüren Sie die Freude, sich auf Ihre Sehtherapie einzulassen. Anfangs mag es sich noch ein wenig ungewohnt anfühlen, die Sehübungen zu machen und die therapeutischen Prozesse zu durchlaufen. Doch im Laufe der Zeit werden Sie mehr und mehr die guten Früchte Ihrer Willensbemühungen ernten und sich immer reicher beschenkt fühlen. Machen Sie sich bewusst, dass Sie auf Ihr Leben positiv Einfluss nehmen – mit jeder guten Entscheidung, die Sie treffen.

Es ist wichtig, dass Sie dem Entscheidungsprozess eher mit einer bewussten Einstellung begegnen. Nutzen Sie ihn als Motivationswerkzeug. Der Prozess ist für Sie da – nicht Sie für den Prozess. Lösen Sie sich von dem Druck, es »schaffen zu müssen«, und gehen Sie eher spielerisch mit Ihrer Selbstmotivation um. Es ist kein Widerspruch, sich einerseits voll und ganz zu engagieren, als wenn es um *alles* ginge, gleichzeitig aber innerlich so gelassen zu sein, als wenn das Ganze nur ein Spiel wäre. In der Mitte von beidem finden Sie eine unverkrampfte und doch beständige Motivation.

### Können – das Gewusst wie

Das Können beinhaltet nicht nur unsere Fähigkeiten und Fertigkeiten, sondern auch unsere emotionale Freiheit. Ist der Wille eher eine mentale Angelegenheit, hängt das Können auch davon ab, ob wir in der Lage sind, hinderliche Emotionen als solche wahrzunehmen und zu handhaben.

Wenn ein Klient bekundet: »Ich kann nicht«, dann liegt dies oftmals gar nicht daran, dass ihm Fertigkeiten fehlen, sondern daran, dass er emotional blockiert ist. Die emotional bedingten Handlungshemmungen zu konfrontieren, kann frustrierend sein. In meiner Sehtherapie begegne ich meinen Klienten mit Mitgefühl und zeige ihnen, wie sie ihre emotionalen Blockaden durchschreiten und hinter sich lassen können. Dies bedeutet, mit ihnen gemeinsam die (emotionale) Ursache dafür zu suchen und sie liebevoll Schritt für Schritt aufzulösen.

Bei den Motivationstrainings, wie sie noch vor Jahren in Vertriebsfirmen abgehalten wurden, wurde oftmals das Können durch Druck und Pseudo-Begeisterung gepuscht. Die Folge waren Zusammenbrüche und Burn-out bei vielen Probanden.

Mitgefühl geht hier einen anderen Weg: Die Erkenntnis und Würdigung unserer Blockaden löst unsere Frustration, sodass die bisher in der Frustration zurückgehaltene Antriebsenergie für das Therapieziel eingesetzt und das Können freigelegt werden kann.

Wenn wir unseren Willen zur Veränderung annehmen, bedeutet dies zugleich auch, sich auf die Spannung einzulassen, die sich auf unserem Weg zum Ziel auf- und wieder abbaut. Sich auf einen Heilsweg einzulassen bedeutet auch, »ein anderer zu werden«. Dieser Prozess ist vergleichbar mit den Wehen unserer Geburt. Wenn wir bereit und in der Lage sind, uns diesen therapeutischen Geburtswehen zu stellen, brauchen wir den zweiten Schritt nicht zu fürchten.

### Ich werde – die Kraft der rechten Tat

Auch wenn wir wollen und können, kann es immer noch sein, dass wir das Tun versäumen. Es kann sein, dass wir doch kalte Füße bekommen und vor eventuell auftauchenden unangenehmen Gefühlen zurückschrecken. In dem Fall gilt es, das Vertrauen in den Prozess zu stärken. Manchmal kommt es auch vor, dass ein innerer Elternteil sich gegen den Therapiefortschritt stemmt. Dann arbeite ich erst einmal mit einem Einzelauge weiter.

Ein weiterer Faktor betrifft die Belohnung. Es gibt Klienten, die in ihrer Kindheit nicht erfahren haben, dass sie für konsequentes Handeln belohnt werden. Sie haben die Erfahrung gespeichert, dass sie nach der vollendeten Handlung leer ausgehen, obwohl sie sich bemüht haben. Heute weiß man, dass fehlende (Selbst-)Belohnung eine schwere Belastung ist – man spricht in dem Zusammenhang von einer »Gratifikationskrise«. Um den Frust, den Schmerz und die Leere von nicht gewährter Belohnung zu vermeiden, sabotieren diese Menschen sich selbst.

Therapie braucht Freude – ohne Freude ist keine wirkliche Therapie möglich. Wer sein Leben und sich selbst nicht genießt, wird schnell ungenießbar. Deshalb rate ich meinen Klienten, sich für kleine, erreichte Therapieschritte regelmäßig selbst zu belohnen und sich in der Kunst des achtsamen Genießens und Selbst-Belohnens zu üben.

Durch das Tun manifestieren wir die Veränderung. Darum sagt man auch: »Ein Gramm Praxis ist besser als tausend Tonnen Theorie.«

**Wollen – können – tun in der Praxis**

1. Ich befreie meinen Willen durch Motivation/mein Motiv und schaffe so die Voraussetzung zur Handlung.
2. Ich mache mir bewusst, welche Haltung, Fähigkeiten, Fertigkeiten und Ressourcen ich brauche (ggf. auflisten) und wie ich diese entwickeln kann.
3. Ich frage mich, ob es Verbündete gibt, die mich in meinem Prozess unterstützen, zum Beispiel Freunde, die ich informiere, Gleichgesinnte, mit denen ich übe, förderliche Begleitumstände etc.
4. Ich führe die beschlossene Handlung aus und kanalisiere so die Spannung, die zwischen meinem Therapieziel und meinem Istzustand besteht, in hilfreiche Bahnen. Wenn die Gefahr besteht, mich dabei zu verkrampfen, handle ich »als Experiment«. Das heißt, ich nehme als wertfreier Beobachter bewusst wahr, was klappt und was nicht, ohne mich für Fehler zu verurteilen.
5. Wenn ich meine Handlung ausführen konnte, feiere ich dies und genieße kleine (Selbst-)Belohnungen. Falls nicht, erneuere ich meine innere Verpflichtung, es erneut zu versuchen. So lernt mein Unterbewusstsein, dass Erfolg lohnenswert ist.
6. Ich bin dankbar, dass ich entsprechend handeln konnte, und bin bereit, meine erreichten Fortschritte dem großen Ganzen zur Verfügung zu stellen.

# Sehtherapie in der Praxis

## Einige gute Gründe für ein Sehtraining

Es gibt zahlreiche Gründe, die für ein (ergänzendes) Sehtraining sprechen. An dieser Stelle wollen wir nur einige davon erwähnen:

» Abbau von Ängsten und Unsicherheiten.
» Bessere Durchblutung der Augen: Die Arterien für die Versorgung des Auges verlaufen zwischen den Augenmuskeln. Sind diese Muskeln durch Sehtraining entspannt, hat dies positive Auswirkungen auf die Blut- und Sauerstoffversorgung des gesamten Auges.
» Bessere Durchfeuchtung der Augen: Symptome wie »Brennende Augen und Müdigkeitsgefühl in den Augen« verbessern sich. Dies ist insbesondere bei PC-Arbeit sehr hilfreich.
» Besseres Dämmerungs- und Nachtsehen, Erhöhung der Lichttoleranz.
» Beweglichere und gesündere Augen: für ein stressfreieres und komfortableres Sehen zum Beispiel beim Arbeiten mit dem PC.
» Erweitertes Gesichtsfeld: Äußere und innere Horizonte öffnen sich.
» Heilimpulse für den gesamten Körper. Körperliche Verspannungen können sich lösen. Das Augentraining führt zu positiven Rückwirkungen auf alle Organe.
» Krankheitssymptome können gemindert werden.
» Reduzierung von Fehlsichtigkeit.
» Rote Augen können wieder weiß werden, Schlackenstoffe werden besser abtransportiert.
» Schnelleres Erkennen von Gefahrensituationen im Straßenverkehr.
» Senkung des Augendrucks.
» Steigerung der Belastbarkeit: Die Fähigkeit, innere und äußere Spannungen zu managen, wird deutlich verbessert, damit erhöht sich auch die »Spannkraft«.
» Steigerung der körperlichen und geistigen Flexibilität und Beweglichkeit.
» Steigerung von Lebensqualität und Lebensfreude.

- » Überbrückung von Gefühlen innerer Spaltungen und von Zerrissenheit, hin zum Empfinden einer inneren Einheit.
- » Verbesserte Sehqualität in der Nähe und in der Ferne.
- » Verbessertes Farbensehen: »Die Welt wird bunter«.
- » Verminderung legasthenischer Probleme. Für Eltern und Kinder bedeutet es Abbau von Stress und Versagensangst sowie eine Verbesserung der schulischen Leistung.
- » Vorbeugung und Hilfe bei Alterssichtigkeit: Die Abhängigkeit von der Nahbrille kann deutlich vermindert werden; Herauszögern der ersten Lesebrille bzw. schwächere Lesebrille.
- » Zunahme an Lebensmut und Selbstvertrauen.
- » Wachsende Beziehungsfähigkeit.

# Ihre persönlichen Sehübungen für mehr Durchblick im Leben

Bei den nachfolgenden Übungen steht die Funktionalität des Auges im Vordergrund. Sie verstehen sich als Einstieg und Ergänzung zu meiner Sehtherapie. Machen Sie diese Sehübungen, weil Sie es wollen, nicht weil Sie es müssen. Tun Sie es freiwillig, weil Sie den Sinn und den Vorteil für Ihr Leben erkannt haben.

Betrachten Sie die nachfolgenden Übungen als Einladung zu Ihrer körperlichen und geistigen Fitness und Stärkung Ihrer Augen und Ihrer Sehkraft. Gehen Sie eher spielerisch, experimentell mit ihnen um. Die Übungen sind als Anregung für Ihren Alltag gedacht.

### *Praktische Tipps*

- » Nehmen Sie sich mindestens fünf Minuten Zeit für Ihre Sehübungen. Wählen Sie einen Ort, einen Platz, wo Sie ungestört sind, wo der Hintergrund ruhig ist. So können Sie Ablenkungen vermeiden. Ob Sie ins Fitnesscenter gehen, Joggen oder Sehübungen machen – Sie brauchen stets Zeit und Raum für Ihr Training. Geben Sie sich diesen Raum und diese Zeit.
- » Bei größerer Fehlsichtigkeit empfehle ich Ihnen, die Übungen zuerst mit Ihrer Sehhilfe durchzuführen.

» Beginnen Sie alle Sehübungen mit einer Atemübung. Oft reichen schon drei bewusste Atemzüge aus, um Sie mehr in Ihre Mitte zu bringen. Damit lenken Sie Ihre Aufmerksamkeit von außen nach innen.

Nun möchte ich Ihnen ein paar Sehübungen für Ihren Alltag zeigen. Sie erfordern nicht viel Zeit, sollten aber regelmäßig, mindestens zweimal wöchentlich, angewendet werden, um langfristigen Erfolg und eine Verbesserung Ihrer Sehkraft zu gewährleisten. Führen Sie jede einzelne Übung mindestens fünfmal durch. Jede hier beschriebene Übung ist Teil meiner ganzheitlichen Sehtherapie.

## Augenyoga

Die nachfolgenden Übungen 1 und 2 dienen speziell den Augenmuskeln. Ich nenne sie »Augenyoga«. Augenyoga hat eine äußere und eine innere Ebene.

**Äußere Ebene:** Durch Augenyoga wird die Beweglichkeit des Auges verbessert. Die Augenmuskeln werden gelockert und gestärkt. Die Versorgung der Augen wird verbessert und Schlackenstoffe werden vermehrt abtransportiert. Der Augendruck kann mitunter gesenkt werden. Augenyoga aktiviert und stellt ein Gleichgewicht innerhalb der sechs Augenmuskeln her. Es erweitert das Gesichtsfeld. Die Augen werden dadurch besser durchblutet und besser durchfeuchtet.

**Innere Ebene:** Die Wirkungen von Augenyoga auf die innere Ebene sind sehr vielfältig: Durch Augenbewegungen bekommen wir Zugang zu unserer geistigen und genetischen Bibliothek. Außerdem werden durch sie Programme ein- und ausgeschaltet.

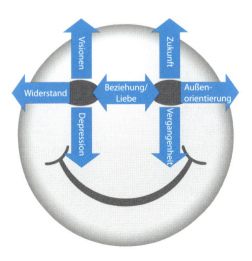

Das hier dargestellte Modell stammt aus dem Neurolinguistischen Programmieren. Es wurde aufgrund von Beobachtungen entwickelt, die mit beiden geöffneten Augen ausgeführt werden. Aufgrund meiner Erfahrungen in der Sehtherapie mit dem Einzelauge habe ich die Bezüge der Blickrichtung wie folgt erfahren:

» Der Blick nach oben ermöglicht Visionsarbeit und damit das bewusste Gestalten der Zukunft und das Abrufen von abgespeicherten Bildern.
» Der Blick nach außen fördert das Interesse für das Umfeld und für die Außenwelt.
» Der Blick nach innen steigert die emotionalen Fähigkeiten.
» Der Blick nach unten geht ins Unbewusste und in die Vergangenheit.
» Die Blickrichtung eines Depressiven geht vorwiegend nach unten.
» Das Rollen der Augen fördert die Fähigkeit zum Träumen und erhöht die Flexibilität, die Welt spielerischer anzunehmen und zu sehen.

Meine Erfahrung in der Sehtherapie zeigt: Wenn eine Augenübung an irgendeiner Stelle »stockt«, steckt fast immer eine nicht gelöste Erinnerung/seelische Blockade dahinter, welche im Rahmen der Sehtherapie gelöst werden möchte, sodass die Energie, die bisher in der Blockierung gefangen war, wieder für die Lebensgestaltung zur Verfügung steht.

Es gibt mittlerweile zahlreiche hervorragende Augen-Übungsbücher. Da die Augenübungen aber für jeden Typ unterschiedlich sind, möchte ich Ihnen an dieser Stelle nur die wichtigsten Augenübungen vorstellen, die in meiner Praxis immer wieder vorkommen.

### ÜBUNG 1: DIE INNERE UMKLAMMERUNG LÖSEN

*Übungsablauf*
» **Teil 1: Horizontale Augenbewegung:** Setzen Sie sich bequem hin. Decken Sie das linke Auge mit einer Augenklappe ab. Sie beginnen die Übung mit dem rechten Auge und dem rechten Arm. Strecken Sie Ihren rechten Arm entspannt aus, richten Sie den Daumen auf. Bewegen Sie Ihren Arm in Augenhöhe langsam horizontal von rechts nach links und wieder zurück. Ihr Auge verfolgt die Bewegungen Ihres Arms. Der Blick ist auf den Daumen gerich-

tet, der Kopf bleibt gerade. Führen Sie diese Übung mindestens fünfmal aus. Dann wechseln Sie die Augenklappe und üben mit dem linken Auge und dem linken Arm.

» **Teil 2: Vertikale Augenbewegung:** Decken Sie das linke Auge mit einer Augenklappe ab. Sie beginnen die Übung mit dem rechten Auge und dem rechten Arm. Strecken Sie Ihren rechten Arm in Augenhöhe entspannt aus, richten Sie den Daumen auf. Bewegen Sie Ihren Arm langsam vertikal von oben nach unten und wieder zurück, der Kopf bleibt wieder gerade. Ihr Auge verfolgt die Bewegungen Ihres Arms. Der Blick ist auf den Daumen gerichtet. Führen Sie diese Übung mindestens fünfmal aus. Dann wechseln Sie die Augenklappe und üben mit dem linken Auge und dem linken Arm. Achten Sie auf Ihren Lidschlag und versuchen Sie diese Übung entspannt, aber ohne Lidschlag auszuführen.

» **Teil 3: Diagonale Augenbewegung:** Decken Sie das linke Auge mit einer Augenklappe ab. Sie beginnen die Übung mit dem rechten Auge und dem rechten Arm. Strecken Sie Ihren rechten Arm in Augenhöhe entspannt aus, richten Sie den Daumen auf. Bewegen Sie Ihren Arm langsam von rechts oben nach links unten und wieder zurück (Sie beschreiben den einen Schenkel des Buchstaben X). Der Blick ist auf den Daumen gerichtet. Ihr Auge verfolgt die Bewegungen Ihres Arms, der Kopf bleibt wieder gerade. Dann beschreiben Sie den anderen Schenkel des X, in dem Fall also von links oben nach rechts unten und wieder zurück. Führen Sie diese Übung mindestens fünfmal aus. Dann wechseln Sie die Augenklappe und üben mit dem linken Auge und dem linken Arm.

*Darauf sollten Sie achten:*

Wichtig ist, dass Sie eine Augenklappe – ersatzweise einen Schal oder ein Tuch – einsetzen. Wie wir bereits in diesem Buch erfahren haben, erleichtert die Arbeit mit dem Einzelauge, sich aus der Umklammerung von festen Mustern zu befreien.

Ihr Kopf bleibt ruhig und bewegt sich nicht mit. Beobachten Sie sich bei dieser Übung. Wann können Sie Ihren Daumen noch wirklich sehen und wann ist das nur noch eine Wahrnehmung? Spüren Sie, ab welchem Punkt Sie eine Spannung in Ihrem Auge wahrnehmen. Der Körper versucht diese Spannung abzubauen, indem er den Kopf in Richtung Daumen bewegt. Für den Erfolg dieser Übung ist es aber wichtig, die Spannung auszuhalten und reiner Beobachter zu bleiben. Atmen Sie in diese Spannung hinein, bewegen Sie den Daumen ganz leicht und achten Sie darauf, innerhalb dieser Spannung entspannt zu bleiben.

**Anmerkung:** Linkshänder beginnen jede dieser Übungen, indem sie zuerst das rechte Auge abdecken und mit dem linken Auge und dem linken Arm die Übung durchführen und danach Auge und Arm wechseln.

### ÜBUNG 2: LIEGENDE ACHT UND AUGENKREISEN
Auch diese Übung besteht aus mehreren Teilen:

» **Teil 1: Liegende Acht mit dem Arm:** Schließen Sie die Augen. Wählen Sie, mit welchem Arm Sie die Übung beginnen möchten. Beginnen Sie dann mit dem von Ihnen ausgewählten Arm, eine liegende Acht zu beschreiben. Fühlen Sie sich in diese Bewegung ein. Wie fühlt sich die liegende Acht mit dem rechten Arm an? Wie fühlt sich die liegende Acht mit dem linken Arm an? Gibt es einen Unterschied? Sind die Bögen unterschiedlich groß? Oder zeichnet zum Beispiel der rechte Arm einen großen, weiten Bogen und der linke Arm einen kleinen, engen Bogen? Dies ist eine gute Übung, um gleichzeitig die Schultermuskulatur zu lockern.
» **Teil 2: Liegende Acht mit Augen und Kopf:** Nun verfolgen Sie mit beiden geöffneten Augen und Ihrem Kopf, wie mal der linke Arm und mal der rechte Arm eine liegende Acht beschreibt. Das heißt, Sie benutzen die Nackenmuskulatur, um Ihren Kopf im Bewegungsmuster mitzunehmen.
» **Teil 3: Liegende Acht mit dem Einzelauge:** Decken Sie das linke Auge mit einer Augenklappe ab. Sie beginnen die Übung mit dem rechten Auge und dem rechten Arm. Strecken Sie nun Ihre ganze Hand entspannt aus. Bewegen Sie Ihren Arm langsam in der Form einer liegenden Acht. Der Blick ist auf Ihre Hand gerichtet. Ihr Auge verfolgt die Bewegungen Ihres Arms, der Kopf bleibt diesmal gerade. Nur das Auge folgt den Bewegungen Ihres Arms. Dann wechseln Sie die Richtung der liegenden Acht. Führen Sie diese Übung mindestens fünfmal aus. Dann wechseln Sie das Auge und den Arm.
» **Teil 4: Liegende Acht mit beiden Augen:** Führen Sie die oben aufgeführte Übung noch einmal ohne Augenklappe mit beiden Augen durch. Wechseln Sie zwischendurch den Arm.
» **Teil 5: Augenkreisen:** Schließen Sie diese Übung ab, indem Sie einige Male mit geschlossenen und einige Male mit offenen Augen kreisen.

### ÜBUNG 3: FÄCHERÜBUNG

Die Fächerübung hilft Ihren Augen, besser auf Lichteinfall zu reagieren. Sie ist insbesondere bei Pupillenerstarrung oder verminderter Pupillenreaktion angezeigt.

Richten Sie Ihr Gesicht auf eine Lichtquelle. Optimal wäre die Morgensonne, behelfsweise geht auch eine Glühbirne. Schließen Sie die Augen. Öffnen Sie eine Hand, spreizen Sie die Finger wie einen Fächer und halten Sie die geöffneten, gespreizten Finger zwischen die Lichtquelle und die Augen. Bewegen Sie nun die Hand – wie einen Scheibenwischer – hin und her. Beginnen Sie langsam und steigern Sie die Geschwindigkeit. Nehmen Sie ganz bewusst mit geschlossenen Augen den Wechsel von Licht und Dunkelheit wahr.

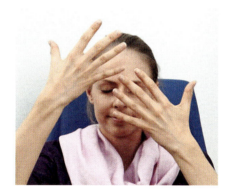

Wiederholen Sie den Versuch. Achten Sie diesmal darauf, ob Farben auftauchen – dies wird wesentlich leichter möglich sein, wenn Sie als Lichtquelle die Sonne verwenden. Spüren Sie noch eine kurze Zeit nach. Nun öffnen Sie abgewandt von der Lichtquelle langsam die Augen.

Sinn dieser Übung: Die Pupille bekommt bei der Fächerübung das Signal, sich in relativ kurzen Zeitabständen zu öffnen und wieder zu schließen, was ihr aus der Erstarrung heraushelfen kann. Leben ist Licht und Schatten. Im Zulassen des Wechsels von Licht und Schatten sind wir lebendig im Leben. Wir akzeptieren den Schatten, der erst dem Licht seine Qualität gibt. Sie werden nach dieser Übung eine deutliche Zunahme der Farbintensität feststellen.

## ÜBUNG 4: NAH-FERN-ÜBUNG: SICH EINSTELLEN AUF DAS, WAS AUF SIE ZUKOMMT

Mit dieser Übung trainieren Sie die Fähigkeit des Auges, sich schneller und besser auf unterschiedliche Entfernungen einzustellen. Damit können Sie u.a. die Alterssichtigkeit verbessern.

*Übungsablauf*

» **Teil 1: Übung mit dem Einzelauge:** Setzen Sie sich bequem hin. Decken Sie Ihr linkes Auge mit einer Augenklappe ab und beginnen Sie mit dem rechten Auge. Strecken Sie den rechten Arm entspannt aus. Richten Sie Ihre Aufmerksamkeit auf den aufgerichteten rechten Daumen. Während Sie nun einatmen, führen Sie Ihren Daumen langsam in Richtung Nase. Während Sie weiteratmen, bewegen Sie Ihren rechten Arm mit dem aufgerichteten Daumen langsam wieder weg von der Nasenspitze. Diese Übung sollten Sie mindestens fünfmal wiederholen. Jetzt decken Sie Ihr rechtes Auge ab und führen die Übung mit dem linken Auge und dem linken Arm durch.
» **Teil 2: Übung mit beiden Augen:** Führen Sie die Übung mit beiden geöffneten Augen durch. Achten Sie darauf, dass Sie Ihren Daumen nicht doppelt sehen. Sie können auch den Arm wechseln. Häufig tauchen unterschiedliche Spannungszustände auf, je nachdem, mit welchem Arm die Übung ausgeführt wird.

## ÜBUNG 5: DAUMENSPIEL MIT KERZE: DIE EIGENE KOORDINATION STÄRKEN

Bei dieser Übung geht es um die Koordinierung und Angleichung beider Gehirnhälften. Es werden die Sehnervenbahnen für zentrales (mentales) und peripheres (emotionales) Sehen aktiviert und ausgeglichen, das beidäugige Sehen wird gestärkt. Die gleichzeitige Wahrnehmung von Denken (fokussiertes Sehen) und Fühlen (peripheres Sehen) wird unterstützt. Diese Übung fördert uns darin, eingefahrene Beziehungsmuster positiv zu verändern.

*Übungsablauf*

» **Teil 1:** Führen Sie diese Übung in einem etwas abgedunkelten Raum aus. Stellen Sie eine brennende Kerze auf den Boden. Strecken Sie einen Arm entspannt in Richtung Kerze aus, der Daumen ist aufgerichtet. Konzentrieren Sie sich auf den Daumen. Führen Sie den Daumen nun langsam in Richtung Nase. Während Sie sich auf den Daumen konzentrieren und ihn einfach wahrnehmen, erscheint die brennende Kerze plötzlich zweimal, jeweils rechts und links vom Daumen. Wenn Ihnen dies nicht gleich gelingt, bewegen Sie Ihren Daumen näher in Richtung Ihrer Nase und dann wieder weg, während Sie sich auf Ihren Daumen konzentrieren. Das Licht der Kerze stellt quasi einen Anreiz dar, um Sie in dieser Übung zu unterstützen.

» **Teil 2a:** Wenn Ihnen die erste Übung gelingt, stellen Sie beide aufgerichtete Daumen hintereinander im Abstand von ungefähr 20 Zentimetern in eine Linie. Beispielsweise ist der rechte Daumen vorne und der linke Daumen hinten. Konzentrieren Sie sich auf den vorderen Daumen. Jetzt sollte wie von Zauberhand der zweite, dahinter stehende Daumen rechts und links vom vorderen Daumen erscheinen. Sollte Ihnen diese Übung schwerfallen, kleben Sie sich zwei unterschiedliche Farbpunkte auf die beiden Daumennägel. Dadurch erzeugen Sie einen zusätzlichen Anreiz.

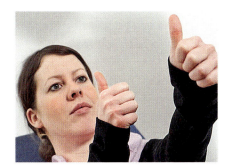

» **Teil 2b:** Wechseln Sie die Blickrichtung. Fixieren Sie den hinteren Daumen und erleben Sie, wie der vordere Daumen sich von selbst verdoppelt.
» **Teil 2c:** Nun wechseln Sie die Position der beiden Daumen. Der vordere Daumen wird jetzt zum hinteren und der hintere Daumen kommt nach vorne. ■

> **Tipp:** Widerstehen Sie der Versuchung, die Kerze bzw. den zweiten Daumen direkt sehen zu wollen. Dies entspräche einem Kontrollmuster, das Sie mit dieser Übung hinter sich lassen wollen. Erleben Sie das »Wunder«, dass wie von Zauberhand plötzlich beide Kerzen bzw. hintere Daumen von selbst erscheinen.

### ■ ÜBUNG 6: DIE AUFMERKSAMKEIT VERLAGERN (VEXIERBILDTECHNIK)

Im Stress erleben wir den »Tunnelblick«. Die Aufmerksamkeit ist verengt und unser Bewusstsein ist wie gefangen von einer Situation. Wir sind allerdings in der Lage, die Aufmerksamkeit zu verlagern. Dies ist das Erste, was beispielsweise Rennfahrer lernen: den Blick abzuwenden von einer Gefahrenstelle (zum Beispiel von einem quer stehenden Fahrzeug oder einer Mauer) und ihn hinzuwenden auf das freie Stück Straße.

*Übung*

Betrachten Sie das nachstehende Vexierbild (Kippbild). Was sehen Sie? Wenn der Blick auf die Mitte konzentriert ist, erkennen Sie einen Kelch. Geht er etwas auseinander, sehen Sie zwei Gesichter, die sich anschauen. Üben Sie sich immer wieder darin, Ihren Blick zu verändern, indem Sie die Perspektive wechseln und das Bild springen lassen.

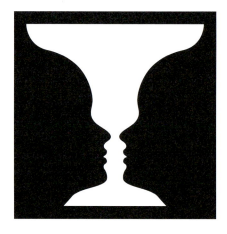

Üben Sie mit weiteren Vexierbildern, wie sie beispielsweise bei Maurits C. Escher zu finden sind. ■

■ ÜBUNG 7: DAS PERIPHERE SEHEN – FUSION UND 3-D-BILDER

Die nachfolgenden Übungen unterstützen Sie darin, etwas wahrzunehmen, ohne dass sich die Aufmerksamkeit verengt, bzw. den Rahmen der Aufmerksamkeit zu erweitern.

» Schauen Sie auf einen Gegenstand, einen Menschen oder eine Situation. Werden Sie sich der Tatsache bewusst, dass Ihr Wahrnehmungsbereich begrenzt ist. Nehmen Sie diese Grenzen wahr. Wie fühlen Sie sich? Eng, angespannt, konzentriert? Machen Sie sich die Tatsache klar, dass es Dinge außerhalb dieser Grenzen gibt. Erleben Sie, wie sich dadurch Ihre Aufmerksamkeit vom Zentrum hin zum peripheren Sehen verlagert. Wie hat sich dadurch Ihre Empfindung bzw. Ihr Gefühl verändert? Erleben Sie mehr Weite, Entspannung, Offenheit?
» Probieren Sie diesen Wechsel der Aufmerksamkeit auch während eines Spaziergangs, eines Gesprächs mit einem anderen Menschen, wann immer in Ihnen eine unerfreuliche Erinnerung oder ein unerfreulicher Gedanke aufsteigen sollte, oder auch in angespannten Alltagssituationen, wie zum Beispiel beim Warten in einem Stau.
» Wenn es Ihnen schwerfallen sollte, die Aufmerksamkeit auf einmal zu verlagern, bedienen Sie sich des folgenden Tricks: Strecken Sie die Arme nach vorne, die Zeigefinger berühren sich und sind ausgestreckt nach oben gerichtet. Schauen Sie auf die beiden nach oben ausgestreckten Zeigefinger. Dann ziehen Sie langsam die Zeigefinger nach rechts und links auseinander. Während Ihr Blick ins Leere geht, erleben Sie, wie Ihr Gesichtsfeld sich erweitert und Ihr Organismus sich dabei entspannt.
» Die sogenannten 3-D-Bilder eignen sich hervorragend, um das periphere Sehen zu üben. (Eine Fundgrube hierfür ist das Buch *Das Magische Auge*.*) Halten Sie das Bild so, dass Sie es mit Ihrer Nasenspitze berühren. Schauen Sie geradeaus, als würden Sie durch das Bild hindurchblicken. Üben Sie sich darin, das Bild zu betrachten, ohne es direkt zu fokussieren. Wenn Ihr Blick entspannt ist, bewegen Sie das Bild langsam von sich weg, lassen die Augen aber weiter in ihrer ursprünglichen Stellung verweilen. Langsam beginnt sich vor Ihnen ein räumliches Bild zu entwickeln. Bleiben Sie weiterhin bei Ihrem peripheren Sehen, während das Bild sich weiter entfaltet.

---

* Tom Baccei: *Das magische Auge. Dreidimensionale Illusionsbilder,* München, Ars Edition 1994

**Anmerkung:** Das hintergründige Sehen bei 3-D-Bildern funktioniert nur, wenn beide Augen sich auf den gleichen Punkt einstellen können. Zugleich müssen die mentalen und emotionalen Anteile beider Augen miteinander korrespondieren und zugelassen werden. Durch das 3-D-Bild-Schauen bringt der Klient beide Elternteile in sich zusammen. Das entstehende 3-D ist das, was die moderne Psychologie das »Ich« im Sinne von Individuation nennt. Um die unterschiedlichen Programme in sich zu integrieren, müssen wir einen Reifeprozess durchlaufen. ■

### ■ ÜBUNG 8: INNERES LÄCHELN UND IMAGINATION: SCHARF SEHEN

Schließen Sie sanft die Augen. Stellen Sie sich vor, Sie begegnen einem Menschen, den Sie sehr verehren und der Ihnen wohlgesonnen ist. Dieser Mensch lächelt aus den Augen heraus Sie an. Das Lächeln in den Augen dieses Menschen löst in Ihren Augen ebenfalls ein Lächeln aus. Ihre Augen lächeln. Ihr ganzer Körper lächelt.

Nun stellen Sie sich vor, es öffnet sich die innere Bühne und Sie sehen sich selbst mit einer verbesserten Sehkraft. Können Sie sich vorstellen, zunehmend schwächere oder gar keine Gläser zu tragen und trotzdem in der Nähe/in der Ferne gut zu sehen? Wie fühlt es sich an, dies zu können? Baden Sie in diesem Gefühl. ■

### ■ ÜBUNG 9: PALMIEREN UND INNERES LICHT FÜR IHRE AUGEN

Heutzutage werden wir mit mehr visuellen Reizen (»visuellem Lärm«) denn je überflutet. Visuelle Reize, im Übermaß genossen, erzeugen jedoch Stress und innere Unruhe. Palmieren ist der einfachste Trick, um den Augen wieder ihre verdiente Ruhepause zu gönnen.

Das Wort »Palmieren« kommt aus dem Englischen: palm = Handfläche. Bei der nachfolgenden Übung werden Sie Ihre Augen mit den Handflächen bedecken. Den segensreichen Nutzen des Palmierens werden Sie unmittelbar spüren:

» Es regt die Tränenflüssigkeit und die Befeuchtung der Augen an.
» Das Gemüt kommt zur Ruhe.
» Der Atem beruhigt sich.
» Der Blick wird weich.

- » Die Augen werden entspannt.
- » Die Augenmuskeln lernen loszulassen und schöpfen neue Kraft.
- » Die Durchblutung der Augen wird gefördert.
- » Durch die Abschirmung von Sehreizen entsteht automatisch auch eine Distanzierung von stressigen Gedanken.
- » Sie haben klarere Sicht unmittelbar nach dem Palmieren.
- » Es bietet Rückzug aus der Hektik des Alltags.
- » Der Sehpurpur regeneriert sich. Farben und Kontraste werden besser gesehen.

Für alle Menschen mit überanstrengten, überforderten, trockenen, geröteten oder gereizten Augen, besonders für Menschen, die am PC arbeiten, ist das Palmieren eine akute Hilfe. Langfristig hat sich Palmieren insbesondere für Patienten mit grauem Star, Netzhauterkrankungen oder Makuladegeneration als hilfreich erwiesen. Patienten mit grünem Star sollten öfter, aber nur kurze Zeit palmieren, mindestens aber eine Minute lang. Das ist die Zeit, die die Netzhaut benötigt, um zu regenerieren.

Palmieren eignet sich auch als Zwischenübung immer dann, wenn Sie eine der anderen Augenübungen als anstrengend empfunden haben, um wieder in die Entspannung zurückzukehren. Auch als Anti-Stress-Übung für den Alltag (notfalls auf einem »stillen Örtchen«) eignet sich das Palmieren.

Es gibt zahlreiche Gelegenheiten, zwischendurch zu palmieren, zum Beispiel in der Pause, während einer Bahnfahrt, im Flugzeug, vor dem Schlafengehen, nach dem Aufwachen am Schreibtisch usw.

*Ausführung*
1. Setzen Sie sich an einen Tisch.
2. Bringen Sie Wärme und Energie in Ihre Handinnenflächen, indem Sie sie aneinanderreiben.
3. Stützen Sie die Ellenbogen auf. Dadurch entspannen Sie zusätzlich den Nacken.
4. Schließen Sie die Augenlider und genießen Sie die innere Stille.
5. Stützen Sie den Kopf in die Hände und lassen Sie ihn dort sanft ruhen. Die Hände sind entspannt. Die gewölbten Handinnenflächen decken die Augen ganz ab. Wichtig ist, dass kein Druck auf die Augen ausgeübt wird.
6. Vielleicht möchten Sie sich vorstellen, dass sich Ihre Augen über die ihnen nun zuteil werdende Zuwendung freuen.

7. Spüren Sie, wie der Atem von selbst in Sie ein- und ausströmt. Treiben Sie den Atemfluss weder voran noch unterdrücken Sie ihn.
8. Lenken Sie die Aufmerksamkeit in die Augen. Spüren Sie, wie sich dort eine wohltuende Ruhe ausbreitet.

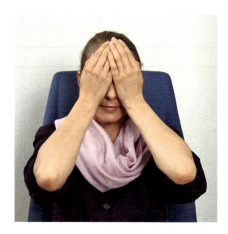

9. Spüren Sie nun, wie sich diese Entspannung von selbst durch den ganzen Körper hindurch ausbreitet. Wandern Sie mit Ihrem Bewusstsein durch den ganzen Körper und lassen Sie dabei jeden einzelnen Körperteil los.
10. Der Atem erfüllt den Bauchraum, geht tiefer und tiefer, bis er die Zehen berührt. Ggf. können Sie den Atem auch unterstützend einsetzen, um mit dem Ausatmen Spannungen aus einzelnen Körperregionen loszulassen.
11. Kehren Sie mit Ihrer Aufmerksamkeit zu Ihren Händen zurück und stellen Sie sich vor, dass von Ihren Händen eine wohltuende, heilende Wärme ausgeht.
12. Nehmen Sie die Dunkelheit hinter Ihren Augenlidern wahr und erlauben Sie es sich, ganz tief in diese Dunkelheit einzutauchen.
13. Spüren Sie nun Ihre äußeren Augenmuskeln und stellen Sie sich vor, wie Sie diese loslassen, wie straffe Bänder, die Sie wieder in die Entspannung bringen. Die Augen sind nun frei und beweglich.
14. Spüren Sie Ihre inneren Augenmuskeln und stellen Sie sich vor, wie Sie diese ebenfalls loslassen. Wenn noch ein Rest Spannung da ist, nehmen Sie diese bewusst und wertfrei wahr und erleben Sie, wie diese sich von selbst mehr und mehr auflöst.

15. Stellen Sie sich vor, dass Ihre Augäpfel die ideale Form annehmen. Wenn Sie kurzsichtig sind, stellen Sie sich vor, dass Ihre Augäpfel ihre übertriebene Tiefe/Länge verlieren und Ihr Blick auf die Stelle des besten Sehens auftrifft. Wenn Sie weitsichtig sind, stellen Sie sich vor, dass Ihre Augäpfel ihre übertriebene Kürze verlieren und Optimalform annehmen.
16. Behutsam nehmen Sie die Hände von den Augen. Genießen Sie das Dämmerlicht, das sich Ihnen nun vor den geschlossenen Augen zeigt.
17. Dann, wenn Sie dazu bereit sind, nehmen Sie drei tiefe Atemzüge, und mit dem dritten Ausatmen öffnen Sie sanft die Augen.

**Variante:** Palmieren im Liegen: Hierfür legen Sie sich auf den Rücken und decken die Augen von oben mit den Händen ab.

### ÜBUNG 10: SONNENBADEN UND DAS INNERE LICHT

Unsere Augen sind unsere sichtbarsten Empfänger für die heilsame Kraft des Lichtes. Diese Übung dient der Anregung der Netzhaut und wirkt sich nebenbei erhellend auf das Gemüt aus. Setzen Sie sich ins Freie, sodass Sie die Sonne gut sehen können, behelfsweise hinter eine Glühbirne, die das Tageslichtspektrum aussendet. Achten Sie jedoch darauf, nicht mit offenen Augen auf die Sonne oder Lichtquelle zu schauen. Schließen Sie die Augen.

1. Schauen Sie mit geschlossenen Augen und weichem Blick auf die Lichtquelle.
2. Stellen Sie sich vor, wie die Sonnenstrahlen ihren Weg durch die geschlossenen Augenlider finden und die Lichtrezeptoren auf der Netzhaut anregen. Vielleicht erfahren Sie dies so, als wenn kleine Lichtpartikelchen auf die Stäbchen und Zäpfchen auf der Netzhaut auftreffen und sie dadurch aufladen.
3. Stellen Sie sich vor, Ihr ganzer Körper sei durchlässig für das Licht. Imaginieren Sie, wie das heilende Licht alle Zellen Ihres Körpers durchströmt.
4. Bewegen Sie Ihre Augäpfel langsam nach rechts und links.
5. Drehen Sie den Kopf langsam nach rechts und links.
6. Imaginieren Sie nun, dass sich Ihr »drittes Auge« öffnet. Das »dritte Auge« ist ein energetischer Punkt, der etwas oberhalb der Mitte der beiden Augenbrauen liegt (dort, wo viele Inder einen roten Punkt haben), jedoch etwas innerhalb des Kopfes. Viele Meditierende erleben das Öffnen des dritten Auges wie eine Blüte, die ihre Blätter öffnet.

7. Nun beginnen Sie mit geschlossenen Augen leicht zu blinzeln. Genießen Sie die prismenartigen Farben, die Sie nun wahrnehmen können.
8. Nun konzentrieren Sie sich wieder auf Ihr drittes Auge und stellen sich ein Licht vor, das etwa 20 Zentimeter vor Ihrer Stirn ist. Wie bei einem 3-D-Bild versuchen Sie dieses Licht zu sehen. Mit fortwährendem Üben wird sich eine Art Dämmerung, später ein Lichtfunke einstellen. Schauen Sie nun direkt in dieses Licht hinein und erleben Sie, wie dieses immer größer wird.
9. An diesem Punkt berührt die Sehtherapie die Spiritualität. Das Licht vor Ihren Augen ist eine innere Erfahrung, die wir alle auf unserem Weg machen können. Jesus sagt in dem Zusammenhang: »Wenn dein Auge einfältig ist, wird dein ganzer Leib Licht sein!« Er bezieht sich hierbei auf das einfältige (dritte) Auge, welches, einmal erfahren, auch unseren beiden physischen Augen Licht und Wegzehrung für unsere Lebensreise gibt.

**Alternativen:** Machen Sie diese Übung mit einer Farbbrille. Wählen Sie dafür die Farbe, welche Sie gerade als besonders ressourcenvoll erleben, zum Beispiel Blau für Ruhe, Orange für Heiterkeit etc. ■

### Fusionieren

Um das beidäugige Sehen zu trainieren, machen Sie folgende Übung:

Schauen Sie mit beiden Augen auf denselben Fokus, damit die Seheindrücke im Gehirn zu einem einzigen Bild zusammenkommen. Man nennt dies »fusionieren«, wie bei zwei Firmen, die zu einem neuen gemeinsamen erfolgreichen Unternehmen werden. Das geht auch nicht immer ohne Schwierigkeiten und Mühen ab. Bewegen Sie Ihren Daumen oder einen Kugelschreiber mit Ihrer rechten Hand auf einer geraden Linie in Richtung Nase. Beide Augen sind geöffnet und Sie konzentrieren sich auf den Kuli. Je näher das Objekt in Richtung Nase sich zu den Augen bewegt, umso mehr müssen sich beide Augen aufeinander zu bewegen. Im Gehirn werden die Seheindrücke des rechten und des linken Auges zu einem Bild verschmolzen. Ab einem bestimmten Abstand wird dies meistens sehr anstrengend. Möglicherweise können sich beide Augen nicht ganz aufeinander zu bewegen. Ein oder beide Augen »wandern aus«. Die »Fusionsverhandlungen« werden abgebrochen. Jedes Auge geht in eine Ausgangs- und Entspannungsposition zurück. In diesem Fall liegt eine Störung des beidäugigen Sehens im Nahbereich vor.

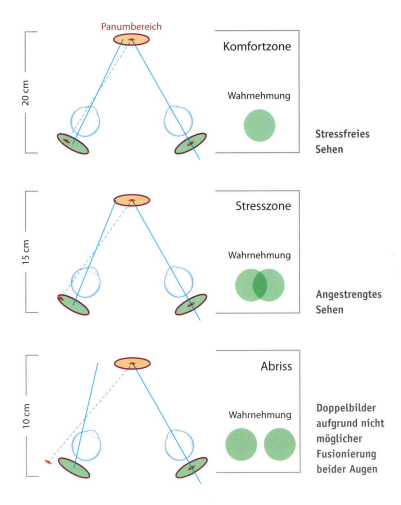

Solange sich das Objekt noch in einem weiten Abstand befindet, können sich beide Augen auf das Objekt einstellen. Kommt das Objekt nun näher, kann in dem Beispiel das linke Auge nicht die Kraft oder den Mut aufbringen, hinzuschauen. Es wandert in seine Ausgangsposition zurück, obwohl im vorherigen Bewegungstest keinerlei Blockade des linken Auges festzustellen war. Das Mutterauge hat ein emotionales Einlassen verweigert. Es gibt auch die Möglichkeit, dass das entsprechende Auge über die Mittellinie noch stärker nach innen schaut als gefordert. Hier findet auch keine Fusion statt.

Häufig bemerkt das der Übende gar nicht. Erst wenn er darauf aufmerksam wird, registriert er es. Die daraus resultierende Entspannung nimmt er ja als positiv wahr.

Versuchen beide Augen krampfhaft, das geforderte Ergebnis zu erzielen, kann es auch geschehen, dass das Objekt in einem bestimmten Abstand plötzlich doppelt gesehen wird. Beide Parteien, beide Augen sind noch im Spiel, keiner gibt auf. Aber ein gemeinsames Ergebnis gibt es nicht. Es erscheinen zwei Kugelschreiber.

In der Übung wird jetzt der Kuli oder ein anderes Objekt langsam ein paar Zentimeter zurückgenommen. Der neue, etwas größere Abstand ermöglicht eine Entspannungspause, und zentimeterweise wird der Kuli näher und näher in Richtung Nase bewegt und wieder etwas weiter weg. Beide Parteien nähern sich vorsichtig und langsam aneinander an. Mit entspannter Atemtechnik und Geduld kann man schnell einige Zentimeter mehr erreichen. Diese Übung erhöht die Belastbarkeit, gibt Toleranz für mehr Spielraum und man erkennt seine Elternmuster wieder.

Bei beginnender Alterssichtigkeit kann dadurch eine bessere Nahsicht erlangt werden. Länger und besser ohne Brille lesen zu können, ist hier der sofort bemerkbare Effekt.

In seltenen Fällen kann eine Blockierung im Körper zugrunde liegen. Hier hilft meist eine Craniosacral-Behandlung. Liegt eine psychische Blockade vor, muss man hier ansetzen. Die Schwierigkeiten der Augen, aufeinander zu zu gehen, hängt eng mit der Beziehungsfähigkeit zusammen. Nicht selten konnte nach einer solchen Blockadelösung die ersehnte glückliche Beziehung eingegangen werden. Sehtraining ist mehr als nur ein wenig Augenspielen.

### Das Daumentor

Diese Übung aktiviert beide Gehirnhälften. Sie regt die mentalen und emotionalen Sehbahnen gleichzeitig an und öffnet sie, um den Lichtstrom in möglichst alle Gehirnareale fließen zu lassen. Dabei wird das fokussierte und gleichzeitig das periphere Sehen angeregt.

Der Übende macht mit beiden Händen eine Faust, stellt die Handrücken senkrecht und stellt auch beide Daumen senkrecht nach oben. Beide Daumen werden hintereinander in einer Linie in Augenhöhe oder leicht tiefer vor die Gesichtsmitte gestellt. Jetzt wandert der Blick zuerst zum näher aufgestellten Daumen.

Der hintere Daumen sollte wie von Zauberhand doppelt erscheinen: rechts und links neben dem vorderen anvisierten Daumen, der deutlicher zu sehen ist. Die beiden hinteren Daumen erscheinen meist etwas weicher, fast durchsichtig. Jetzt wandert der Blick, die Aufmerksamkeit, zum hinteren Daumen. Nun sollte sich der vordere Daumen verdoppeln, während der hintere Daumen einfach und deutlicher gesehen wird. Dies ist meist etwas schwieriger. Falls das nicht gleich auf Anhieb gelingt, versuchen Sie, mit dem vorderen Daumen langsam ein wenig von rechts nach links und zurück zu wackeln. Durch diese Bewegung wird das Gehirn angeregt und das periphere Sehen in der Nähe aktiviert.

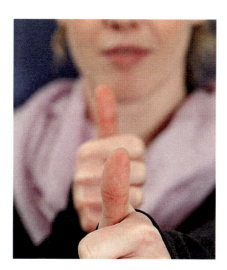

Bei Schwierigkeiten, die Daumen gleichzeitig zu sehen und wahrzunehmen, empfehle ich, auf die Daumennägel jeweils einen Farbpunkt anzubringen. So ist die Anregung fürs Gehirn größer, interessanter und es kann leichter aktiviert werden.

Mögliche Schwierigkeiten, beide Daumen gleichzeitig zu sehen und wahrzunehmen:

» Der Klient hat sehr unterschiedliche Sehstärken oder er hat einen versteckten oder offensichtlichen Schielfehler. Bei starken Abweichungen der Augen in der Höhe ist es dem Gehirn nicht möglich, diese Sehkonstellation zu halten. Bei beginnender Alterssichtigkeit wird dies ebenfalls meist etwas schwieriger, ebenso bei stark weitsichtigen oder stark kurzsichtigen Personen. In diesen Fällen ist es angebracht, zunächst mit der Sehhilfe zu trainieren.

» Der Klient kann die Konzentration nicht lange aufrechterhalten, weil ihm Energie fehlt. Möglicherweise kann er die Konzentration nicht halten, weil er lieber immer im Außen ist und sich für alles andere interessiert, als für sich selbst etwas zu erforschen oder zu tun. Er macht stets etwas anderes, nur nicht das, was er gerade tun sollte. Es ist aber fraglos herausfordernd, gleichzeitig die mentale Konzentration aufrechtzuerhalten und emotional fühlend den zweiten Daumen stehen zu lassen.

Menschen mit Kontrollmustern versuchen sofort, den zweiten Daumen, meist den hinteren, auch in den Griff zu bekommen. Das heißt, sie gehen aus der fixierten Sollstellung heraus, den vorderen Daumen anzuschauen, weil das Fühlen sie unsicher macht. Ihre Devise heißt: Kontrolle ist besser. Dabei entsteht im Gehirn folgende Situation:

Das rechte Auge schaut auf den vorderen Daumen und nimmt den dahinterstehenden Daumen rechts davon wahr. Das linke Auge will gleichzeitig den vorderen und den hinteren Daumen scharf sehen und kontrollieren. Durch das jetzt eingeschaltete Kontrollmuster verliert das linke Auge, der Mutteranteil, den emotionalen, fühlenden Anteil. Die Gehirndominanz wechselt. Die kreuzende Sehbahn im Gehirn wird ausgeschaltet oder stark vernachlässigt. Das linke Auge wird nur den hinteren Daumen deutlich sehen. Die Möglichkeit, Verstand und Gefühl gleichzeitig walten zu lassen, ist zunichtegemacht worden. Der Klient bemerkt das in der Regel nicht. Er stellt nur fest, dass die Übung nicht funktioniert, und unterlässt meist weitere Versuche.

Über das Bewusstsein muss hier der Zugang geschaffen werden, dass es sich um ein Kontrollmuster handelt, das abgelegt werden sollte. Wird die Struktur erkannt, besteht die Möglichkeit, daran therapeutisch zu arbeiten. Manche Menschen wollen aber ihr Kontrollmuster gar nicht aufgeben, weil es ihnen Sicherheit gibt – vermeintliche Sicherheit. Fühlende Wahrnehmung der Welt erweitert unseren Horizont und unsere Fähigkeit, mit anderen entspannt umzugehen. Kontrolle macht eng, und was eng und unflexibel ist, kann leichter brechen.

Diese Übung wird dann mit einer veränderten Armposition ausgeführt. Der Arm, der zuvor vorne war, übernimmt jetzt die hintere Position und umgekehrt. Ich empfehle in diesem Fall das Spiel mit der Perlenschnur:

Der Klient hält eine Schnur mit drei unterschiedlich eingefärbten Holzperlen von der Nasenwurzel geradeaus in der Gesichtsmitte und in Augenhöhe vor sich. Besser gesagt, er lässt halten oder bringt das andere Ende der Schnur an einer Türklinke an. Die Holzperlen befinden sich in einem Abstand von ca. 25 Zentimetern.

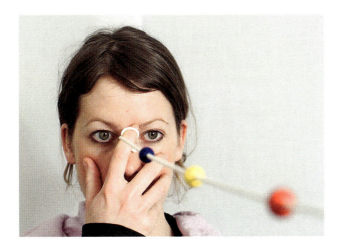

Nun schaut der Klient auf die rote Holzperle. Er sollte dabei gleichzeitig die gelbe und die blaue Holzperle doppelt sehen.

Schaut er auf die gelbe, die mittlere Holzperle, sollte er die rote und die blaue Perle ebenfalls doppelt sehen.

Schaut er auf die blaue Holzperle, sollte er die gelbe und die rote Perle doppelt sehen.

Wenn das Gehirn verstanden hat, um was es geht, funktioniert diese Übung meist recht gut.

# Gute Ernährung für gutes Sehen

Lassen Sie Ihre Augen nicht »verhungern«! Lebensbejahende Nahrung, Kräuter, Umschläge und Naturmittel unterstützen gutes Sehen und sind Teil jeder gelingenden Sehtherapie.

| WERTVOLLE INHALTSSTOFFE | | |
|---|---|---|
| Wertvolle Inhaltsstoffe | Funktion | Zu finden in ... |
| Lutein und Zeaxanthin | Schützen die Zellen der Netzhaut, stärken die Farbwahrnehmung | grünem Gemüse, Nahrungsergänzungsmitteln |
| Vitamine A, C, E | Fangen freie Radikale ein, schützen die Netzhaut | Zitrusfrüchten, Paprika, Spinat, einer Saftmischung aus Karotten, Sellerie, Roter Bete und Petersilie |
| Beta-Carotin (Vorstufe von Vitamin A) | Unterstützt das Hell-Dunkel-Sehen, beugt Nachtblindheit vor; wichtig bei PC-Arbeit | Aprikosen, Karotten, Kürbis, Paprika |
| Vitamin B6 | Stärkt die Konzentration und Sehfähigkeit und macht munter | Avocados, Bananen, Kartoffeln, Schnittlauch, Sojabohnen, Walnüssen |
| Vitamin-B-Komplex | Stärkt die Augenlinse | dunkelgrünem Gemüse (Brokkoli), Eiern, Melonen, Sonnenblumenkernen, Sprossen, gekeimten Samen |
| Chrom | Stärkt die Augenmuskeln | Getreideflocken, Sesamöl |
| Zink | Fördert das Hell-Dunkel-Sehen und unterstützt den Transport von Vitamin A zur Netzhaut | Cashewnüssen, Haferflocken, Hülsenfrüchten (Erbsen, Linsen etc.), Käse |
| Spurenelemente und Mineralien (Magnesium, Kalzium, Selen) | Unterstützt u.a. die Lederhaut | Feigen, Mandeln, Kürbiskernen, Weizenkeimen, Spargel, Pilzen |

| DO'S UND DON'TS DES AUGENFUTTERS | |
| --- | --- |
| Geeignete Nahrung | Weniger geeignete Nahrung |
| Grünes Gemüse (Brokkoli, Erbsen, Spinat, Wirsing): enthält die Carotinoide Lutein und Zeaxanthin | Zucker, Koffein, Tabak, Alkohol: Diese Stoffe schwächen die Augenmuskeln. |
| Rote und dunkelblaue Früchte, zum Beispiel Heidelbeere, Holunder, Rote Bete, Rotkohl: verbessern den Stoffwechsel im Auge | Fleisch: Tierisches Eiweiß, im Übermaß genossen, führt zu Eiweißablagerungen von Eiweißmolekülen auf der Linse. Gefahr: grauer Star. Dies gilt insbesondere für Innereien von Zuchttieren, da diese oftmals Blei enthalten. Blei macht müde und schwächt das Sehen. |

| HEILENDE UMSCHLÄGE FÜR DIE AUGEN | |
| --- | --- |
| Mittel | Zubereitung |
| Rose | Legen Sie Rosenblätter, am besten noch mit Tau benetzt, oder ein Wattepad mit Rosenwasser (in der Apotheke erhältlich) auf Ihre Augen. |
| Augentrost | Insbesondere bei Bindehautentzündung geeignet. Hierfür bereiten Sie einen Tee aus Augentrostkraut zu und lassen ihn ca. sechs bis zehn Minuten ziehen. Achten Sie darauf, dass das Gefäß, in dem der Tee zieht, mit einem Deckel benetzt ist, damit die ätherischen Inhaltsstoffe erhalten bleiben. Den Sud können Sie trinken. Benutzt werden die gekochten Kräuter, die Sie auf ein Baumwolltuch geben. |
| Fenchel | Hier verwenden Sie die Samen. Wichtig ist es, diese vor der Anwendung mit einem Mörser zu zerstoßen. Auch hier kochen Sie einen Tee, in dem Sie dann, nachdem Sie ihn ca. sechs bis zehn Minuten haben ziehen lassen, Ihre Augenpads tränken. |
| Kartoffel | Rohe Kartoffelscheiben, auf ein dünnes Baumwolltüchlein gelegt, erfrischen angestrengte oder entzündete Augen. |

Augenpads gibt es auch fertig zubereitet mit Augentrost, Fenchel oder Rose in der Apotheke zu kaufen.

# Literaturhinweise

Berke, Andreas: *Biologie des Auges*, Mainz: Wissenschaftliche Vereinigung für Augenoptik und Optometrie e.V. 1999
Feldenkrais, Moshé: *Bewusstheit durch Bewegung. Der aufrechte Gang*, Frankfurt/M.: Suhrkamp, 11. Aufl. 1996
Goodrich, Janet: *Natürlich besser sehen*, Kirchzarten: VAK, 13. Aufl. 2010
Goodrich, Janet: *Spielend besser sehen für Kinder. So helfen Sie Ihrem Kind, Sehstörungen zu vermeiden und zu korrigieren*, München: Nymphenburger 1996
Gyatso, Geshe Kelsang: *Allumfassendes Mitgefühl. Inspirierende Lösungen für schwierige Zeiten*, Oberkrämer: Tharpa, 2. Aufl. 2007
Hagena, Christian: *Grundlagen der Terlusollogie. Praktische Anwendung eines bipolaren Konstitutionsmodells*, Stuttgart: Haug, 3., aktual. Aufl. 2009
Kaplan, Robert-Michael: *Spielend besser sehen. Das 21-Tage-Programm,* München: Knaur 1996
Klinghardt, Dietrich: *Lehrbuch der Psycho-Kinesiologie. Ein neuer Weg in der psychosomatischen Medizin*, Freiburg: Institut für Neurobiologie, 9., überarb. Aufl. 2004
Liberman, Jacob: *Die heilende Kraft des Lichts. Der Einfluss des Lichts auf Psyche und Körper*, München: Piper, 6. Aufl. 1996
Liberman, Jacob: *Natürliche Gesundheit für die Augen. Sehstörungen beheben, die Sehkraft verbessern*, München: Piper, 5. Aufl. 2006
Maidowsky, Werner: *Anatomie des Auges*, Pforzheim: DOZ, 5. Aufl. 1997
Ornish, Dea: *Die revolutionäre Therapie: Heilen mit Liebe. Krankheiten ohne Medikamente überwinden*, München: Goldmann 2001
Rinpoche, Gendün: *Herzensunterweisungen eines Mahamudra-Meisters*, Obermoschel: Norbu 2010
Sachsenweger, Matthias: *Augenheilkunde*, Stuttgart: Thieme, 2., vollst. überarb. u. erw. Aufl. 2002
Schoefer-Happ, Liane U.: *Besser hören und sehen mit Qigong*, Stuttgart: Trias 2004
Schultz-Zehden, Wolfgang: *Sehen. Ganzheitliches Augentraining*, München: Gräfe und Unzer 1994
Selby, John: *Das Gesundheitsbuch für die Augen. Behebung von Sehschwächen, Verbesserung des Sehvermögens und Heilung von Augenkrankheiten*, Frankfurt/M.: Scherz 1994
Sonnenschmidt, Rosina: *Das Praxisbuch der solaren und lunaren Atemenergetik*, Wolfratshausen: Ehlers 2005
Thews, Gerhard; Mutschler, Ernst; Vaupel, Peter: *Anatomie, Physiologie, Pathophysiologie des Menschen*, Stuttgart: Wissenschaftliche Verlagsgesellschaft, 6., völlig überarb. u. erw. Aufl. 2007
Wolinsky, Stephen; Ryan, Margaret O.: *Die alltägliche Trance. Heilungsansätze in der Quantenpsychologie,* Bielefeld: Lüchow 1999

# Bildnachweis

Ursula Büchler/München: S. 26, 27, 59, 75, 86, 88, 90, 100 l., 101–108, 110–112, 125, 129, 149–151, 153, 155, 156, 159, 162, 163 o., 164–166, 173
Wolfgang Nürbauer/München: S. 74, 78, 113, 121, 191, 193, 198, 203, 205
Wolfgang Pfau/Baldham: S. 41, 81, 96, 98, 100 r., 118, 124, 130, 135, 140, 145, 172, 187, 201
Ursula Büchler, Wolfgang Pfau: S. 39, 40, 97
Anna K. Wenzl/Würzburg: S. 194